揭露隱藏在健康問題背後、各種千奇百怪的關鍵因素

為什麼夏天出生的孩子更容易得流感？

RANDOM ACTS OF MEDICINE

THE HIDDEN FORCES THAT SWAY DOCTORS, IMPACT PATIENTS, AND SHAPE OUR HEALTH

阿努帕姆·耶拿 Anupam Jena

克里斯多弗·沃舍姆 Christopher Worsham——著

林敬蓉、石一九——譯

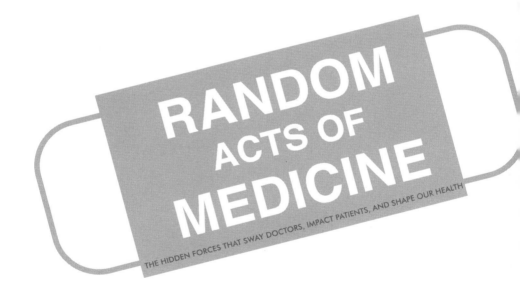

致我的妻子妮娜，謝謝妳的情誼和諸多照顧；
致艾妮卡和艾登，謝謝你們讓每一天都以微笑作結；
致我的父母普魯和特蒲緹，
謝謝您們的犧牲，讓我得以生存於世。

——巴普

致我的妻子艾蜜莉，謝謝妳無盡的愛和扶持；
致我的兒子路加和亞當，謝謝你們帶來的快樂；
致我的兄弟艾力克斯，謝謝你的情誼與信任；
致我的父母，記者吉姆和朵娜，您們對此書影響深遠。

——克里斯

目次

檢施打流感疫苗。但如果是九月、十月或十一月出生的孩子，就很有可能成功接種（如果是十一月之後才出生的話，小孩恐怕會在流感最嚴重的季節缺乏足夠的免疫力）。換句話說，秋天出生的小孩可說是走在一條「輕鬆接種流感疫苗」的道路上，而其他月份出生的小孩則是踏上一條「難以接種流感疫苗」之路。

姑且先不論五歲小孩（或是像我們這樣焦躁的大人）有這些症狀是否異常；我們都能同意幼稚園大班和小學一年級的孩子常常坐不住。他們玩耍的時候會發出噪音、到處亂跑，有時候也會無視大人。由於過動症缺乏多數疾病的客觀診斷標準（像是實驗室檢查、影像檢查或是生理檢查），所以我們會自然而然地比較孩子和同儕的情況，導致相對年齡效應趁機影響了老師、醫師和家長的判斷。

假如他剛好在馬拉松前一天心肌梗塞發作，胸口產生壓迫性疼痛；他打了九一一之後，救護車團隊應該花幾分鐘的時間就能送他到醫院——畢竟救護車的警示燈和鳴笛能讓波士頓的交通暢通不少。然而，倘若他在馬拉松當天心肌梗塞發作，那麼他得等非常久才能到醫院。救護車只能選擇繞遠路到醫院，不然就得想辦法穿越馬拉松的人潮，延誤到院時間（如果約翰請鄰居開車載他去醫院的話，時間的差距就會更明顯）。

第九章　怎樣才算好醫生？——259

不過，這個世界上肯定存在某種客觀的衡量方式，讓我們能夠藉此看得出一位醫師比另一位醫師表現得「更好」的地方。舉例來說，與同儕相比，有些急診室醫師必然能夠更快或更常取得正確的診斷結果；有些外科醫師進行特定手術的併發症比率必然會更低；也有些基層醫療醫師所照顧的糖尿病患者受到良好控制的比例必然會比其他同袍來得更高。

第十章　病床邊的政治學——303

治療槍傷，很遺憾地，是美國外傷照護的例行公事之一。但是，為總統動手術、開刀房裡還站了一票陌生人，可不是尋常的光景，起碼可以這麼說。從亞倫和手術團隊的其他成員為雷根總統進行術前準備，並且把他移上手術檯的過程，總統先生似乎感受得出手術室裡瀰漫著一股緊張的氣氛。在即將開始麻醉之前，雷根從手術檯上抬起頭。「拜託告訴我，在場的各位都是共和黨擁護者。」他對著手術團隊說。

謝辭——347

備註——355

第一章
機遇織就人生

突發事件時常改變人們的生活軌跡。試想一場暴風雪導致班機取消，結果造就一對佳偶在機場相遇；或是想像在陪審庭上，幾名企業家剛好並肩而坐，他們便在六小時的審判中研擬出一個創業計畫。再想像一下，一名女子因為會議太晚結束而錯過公車，結果她就在走回家的路上碰巧經過一間動物收容所，並收養了一隻新朋友。

這些都是無法預測的事件——在我們最意想不到的時候，機遇就這樣大搖大擺地闖進生活。我們大概都想得到，自己在生活中也曾因著機遇而走向不同的道路，其中有好也有壞。這種現象擁有不少熟悉的名稱：隨機、幸運、機緣、命運、偶然、意外或是僥倖。

機遇甚至能決定生死。一名退休人士在超市心臟病發作而暈倒，在緊急送往醫院的路上，高級救護員為他做了心肺復甦術（以下簡稱CPR）。然而，由於道路預先封閉，救護車因此延後到院。兩週之後，那名退休人士因心臟病逝世。如果他在前一天道路暢通的時候暈倒，他是不是就能活下來呢？某個孩子做年度健康檢查的時候並未接種流感疫苗，因為當時診所沒有供應疫苗，之後父母也沒有再帶他回去接種。結果那年冬天，他得了流感並傳染給祖母，導致祖母最後住進醫院。要是年度健康檢查時有供應流感疫苗的話，他很可能就會接種疫苗了。這樣的話，他和祖母還會生病嗎？

一想到隨機的突發事件能左右我們的健康和生死，就叫人不寒而慄。我們時常以為只要做正確的事情，像是：飲食健康、繫安全帶、戒菸、服用醫師開的藥等等，就能掌控自己的身體和生活。

醫師也是這麼想的。我們也覺得無論是為病患開藥，或是動手術、做檢查，這些決定都是以科學和經過仔細評估的資料為根據，並非純屬偶然。然而現實卻指出，醫學也會出現一團混亂、錯綜複雜和變化多端的狀況，影響人們提供和接受醫療服務的機遇比比皆是。

多數人傾向用「好運」和「霉運」來做區分：好運是抵達站牌的時候，公車恰好到站；霉運是開車的時候壓到釘子，結果車輪就爆胎了。然而在日常的就醫情境中，大家可能沒考慮過的事情，反而會決定他們的醫療之路，例如：扭傷腳踝的那天，剛好是某一位醫師在急診室值班；或是恰好跟某位患者待在同一間候診室，等候固定回診。週二扭傷腳踝並非「好運」，但週三扭傷腳踝也非「霉運」——扭傷就像擲骰子一樣，都是隨機發生的。然而，你在哪一天扭傷腳踝，可能就會讓你遇上那天剛好在急診室的某位醫師，進一步影響開立鴉片類止痛藥的機率，導致你得長期使用該藥物。正如某項重要的研究指出，開立鴉片類的藥物處方與否會因醫師而異，而碰巧遇到的醫師可能會對你造成長遠的影響。同樣的，跟別人待在同一個醫師的候診室也不代表天生「好運」或「霉運」，但是如果那個人碰巧染上病毒，一場偶然的相遇就可能會導致兩週過後流感發作。尤其對於幼兒和老人來說，流感更非兒戲。

我們在本書會透過深度剖析自己和他人的真實研究，探討機遇以哪些可預測的隱密形式影響人們的健康和醫療體系。我們會研究病患在緊急情況下想找的醫師如果不在，到底會發生什麼事；也會說明他們為什麼最好找另一位醫師。我們也會探討為什麼在重要的生日里程碑之前或之後看外科醫師，可能會影響重大手術的決策（以及知名的雜貨店定價策略為什麼能解釋這種現象）。身處在醫療保健趨向政治兩極化的時代，我們將會探討碰巧在醫院治療你的醫師，其政治立場是否會影響你的醫療品質。

我們除了提出觀察結果之外，也會探討這些事情如何教導大眾，現今的醫療保健體系哪些作法可行、哪些不可行。雖然我們不能消除生活的隨機因素，但是我們可以從中學習，這樣就不會成為機遇的受害者。

經濟學家、流行病學家和社會科學家有時會談到「自然實驗」（natural experiments）。自然實驗之所以「自然」，是因為這些實驗不受人為操縱影響。一個人在某個郵遞區號範圍長大，而另一個人明明住在對街，但是郵遞區號卻不一樣；一名嬰兒在乾季出生，另一名卻在某個破紀錄的雨季誕生。這些情況都沒有研究人員設計研究，也沒有病患報名參與，更不是有意測試某種新的醫療介入方法。這些都只是偶然的實驗情況，也是在自然環境下誕生的科學。

自然實驗的運作機制跟我們想像中的「實驗」（experiment）恰好相反。醫療領域的隨機對照試驗，不僅是科學的黃金標準，也是研究因果關係最強大的工具：研究人員將受試者隨機分配到治療組或對照組，並追蹤他們未來的情況。這種試驗就是我們探討干預（intervention）是否有效的最佳方法。這些研究也已採用了數十年，藉以證實現今的血壓藥、癌症療法和疫苗的功效。

然而，隨機的對照試驗並不完美，不僅邏輯上難以實踐，研究成本高昂，也會花費大量時間，甚至完全不符合道德標準。假如科學家想研究空氣污染對人體健康的影響，他們總不能先把受試者分配到空污程度不同的地區，再觀察結果。或者你想想看：如果想研究螢幕使用時間對兒童的長期影響的話，就算你能解決這種對照研究的複雜倫理問題，你可能還得等上數十年才會觀察結果；只是到那時候，這項研究恐怕已經跟結果無關了。

因此，某些領域（尤其是經濟學）的研究人員在工作上日漸仰賴自然實驗。此話怎說？我們再以空氣污染為例：雖然你不能刻意讓人們處在空氣污染的環境，但是科學家如果能找出一件自然發生的事情，導致特定族群跟其他人相比，身處在更嚴重的空氣污染環境中——再加上此事純屬偶然的話呢？這樣的話，科學家就能從調查結果中得出可行的結論。

普林斯頓大學（Princeton）的經濟學家珍妮特．柯瑞（Janet Currie），和加州大學柏克萊分校（UC Berkley）的經濟學家瑞德．沃克（Reed Walker）在某項研究中就是這麼做的。他們指出，在賓州（Pennsylvania）和紐澤西州（New Jersey）擁擠的高速公路收費站附近的家庭當中，在收費站引進自動支付E-ZPass之前出生的嬰兒，若與E-ZPass啟用後出生的嬰兒相比，前者早產和出生體重偏低的機率更高。這是因為E-ZPass啟用之後，交通壅塞程度隨之下降（因為汽車不必在收費站前大排長龍），因此空氣污染程度也跟著變低了。

這樣你可能還不相信。那麼，要是還有其他因素影響呢？如果在E-ZPass啟用的前後，住在收費站附近的媽媽們狀況本來就不太一樣，像是年紀較大或較小、健康狀況較好或較差的話呢？研究人員也考慮過這些因素。然而，他們的分析並未顯示兩組之間有什麼顯著差異。即使進行了統計調整，將抽煙、青少女懷孕、教育、種族和出生順序（例如第二胎或是第三胎）等微小差異納入考量，整體結果依然沒有改變。研究人員甚至考量到研究成果是否會受到重視健康的潛在購房者影響——因為他們知道該地區的空氣污染會改善，所以更有可能搬到鄰近社區。如果這個假設成真的話，那麼隨著買房需求提高，房價應該也會上漲才對。但是，他們卻發現對比E-ZPass啟用的前後，收費廣場附近的房價並無差別。因此，他們只能提出以下結論：E-ZPass導致空氣污染程度下滑，進而改善鄰近地區的新生兒出生結果。

類似風格的自然實驗還有另一樁，這次是由伊利諾大學香檳分校（University of Illinois Urbana-Champaign）的經濟學家泰特雅娜・德魯吉納（Tatyana Deryugina）、諾蘭・米勒（Nolan Miller），大衛・莫里特（David Molitor）和朱利安・雷夫（Julian Reif），以及喬治亞州立大學（Georgia State University）的經濟學家嘉斯・赫特爾（Garth Heutel）進行的研究，探討空氣污染對老年病患的健康影響。研究人員觀察風把髒空氣吹到某地區的日子，以及風把髒空氣吹到其他地方的日子，藉此比對兩種情況下特定患者的死亡率。「風往何處吹」豈不就是機遇的絕佳範例？果不其然，經濟學家們找到了說服力十足的證據（他們會說這是構成「統計顯著性」的證據），證明空污嚴重的日子會導致該地區老人的住院率和死亡率更高。

在以上兩個案例中，機遇都影響了人們的健康結果，不論是**E-ZPass**在住家附近啟用後剛好分娩的母親，或是健康結果受到風向影響的老年人都是如此。不過，以這兩個例子來說，機遇的影響程度都是可以衡量的。這樣的自然實驗並非僅僅呈現出有趣的數據而已，更能幫助我們嚴格量化空氣污染對健康的影響，也解決了隨機對照研究遇到的道德難題。

我們都是執業醫師，所以理當喜歡不錯的隨機對照研究；然而，我們的背景卻使我們深受自然實驗吸引。

本書的其中一位作者阿努帕姆（Anupam）（中間名是巴普）先是在麻省理工學院（MIT）主修經濟學和生物學，後來在芝加哥大學（University of Chicago）完成醫學訓練，並獲得經濟博士學位。世上像他這樣兼具醫師與經濟學家身分的人並不多。如今他是哈佛醫學院（Harvard Medical School）醫療政策系（health care policy）和醫學系的教授，並在波士頓的麻省總醫院（Massachusetts General Hospital）看診。本書提到的許多故事和研究，都是取自他作為醫師的親身經歷；治療病人之際，他的內心依然住著一名經濟學家。然而，巴普其實並未打算身兼醫師和經濟學家的角色，這只是個巧合：芝加哥大學某位一言九鼎、性情古怪的教授建議他考慮一面學醫，一面取得經濟博士學位，而非他考量已久的生物博士學位。這個建議並未反映出巴普想當生物學家的決心。但是不管怎樣，之後的事情你們已經知道了。

另一位作者克里斯（Chris）不僅是麻省總醫院的胸腔重症專科醫師，也是哈佛醫學院的醫療政策研究員。他在達特茅斯學院（Dartmouth College）習醫期間，先是為新罕布什爾州（New Hampshire）的農村病人服務，爾後又在波士頓醫療中心（Boston Medical Center）和波士頓榮民醫學中心（VA Boston）擔任住院醫師，照顧資源不足的病人，從患者身上學習基本的醫學實務。克里斯在哈佛大學完成次專科課程，取得公衛碩士學位。現在他一面從事醫學領域的自然實驗研究，一面在加護病房治療患者。

我們的行醫經驗指出，雖然我們很想把疾病視為獨立問題，只要揪出病因、進行鑑定，再想辦法治療就好。但現實是：疾病非常複雜，我們治療的患者很少只出現一個問題。他們的病情會毫無預警地惡化，因此醫師通常得迅速採取行動，把握有限的資訊，好讓他們活下去。

尤其以院內的急症照護來說，並沒有充分的確切科學證據可說明哪些情況該如何應對，我們時常被迫依靠自己對於人體運作的了解、經驗和直覺行事。幸好對於所有醫師來說，這個方法通常會奏效。然而，醫師和病人如果都沒有意識到機遇的存在，那麼醫師的判斷就很容易受機遇影響。但是，至少在我們嘗試找方法的時候，還是可以從中有所學習。本書——以及我們身為醫師和研究人員的工作——皆致力於研究機遇在醫學領域所扮演的角色，以改善患者健康，促進社區福祉。

醫學的自然實驗之美令我們振奮不已，為此我們特地寫了這本書娓娓道來。自然實驗不僅能幫助我們找出在醫療系統當中，傳統研究無法輕易回答的問題，還能指出潛在的解決方案。你不一定要相信我們的話，也可以自行驗證。如今自然實驗的研究已證實其強大之處，運用現代自然實驗的先鋒——大衛・卡德（David Card）、約書亞・安格瑞斯特（Joshua Angrist）和圭伊多・因班斯（Guido Imbens）甚至還得到二〇二一年的諾貝爾經濟學獎。人們認為他們的研究在經濟學界引發一場所謂的「可信度（credibility）革命」，而且幾乎各個經濟學領域（包括健康經濟學在內）都能應用他們發展出來的嚴謹科學方法。

雖然經濟學在現代的自然實驗研究中佔有一席之地，但是最早研究自然實驗的其中一個領域其實是醫學。那篇研究影響深遠，甚至很多人都稱作者約翰・史諾（John Snow）醫師為「流行病學之父」（流行病學研究的是人群內部流通的疾病）。

一八五四年，倫敦爆發霍亂，霍亂是一種常因脫水導致死亡的腹瀉疾病。當時，人們都不清楚霍亂是怎麼傳播的。然而，由於這種疾病會引發腸胃道症狀，因此史諾就推測感染霍亂的病人應該攝取了某種致病物質。於是，疫情在某個社區爆發的時候，他開始著手調查。該社區死了幾十個人，但是他卻發現一個不尋常的跡象：有的鄰居完全不受影響，但是其他鄰居卻染上疾病。於是他研究了病患和亡者，才發現他們都喝了某座水井（當時倫敦人的取水方式）的井水。至於其他健康的鄰居，無論是身體狀況、收入或是食物來源都跟患者差不多，只是他們剛好都在附近的另一座井打水，而且水源也不一樣。因此，水源可能就是唯一的罪魁禍首。

這場自然實驗非常順利。以上種種發現都支持史諾的假設：病人攝入了導致霍亂的病原體。為了進一步證實，史諾拆下了那座水井的把手，防止當地人去那裡打水。結果如何呢？霍亂病例就變少了。

後來事實證明，原來是某個早期感染霍亂的家庭排放的髒水，污染了那座井的水源。此外，由於史諾的實驗是「自然發生的」，所以他可以直接建立因果關係，不必透過顯微鏡觀察細菌，也不必進行我們會做的現代檢查。他只要收集數據、分析，並留意患者的狀態即可。我們現在曉得史諾是對的，霍亂弧菌（Vibrio cholerae）就是導致霍亂的細菌，其傳染途徑是：水和食物被細菌感染的髒水污染之後，人一吃下肚就會染病。

我們現在面對的健康問題跟史諾的時代相比，在很多層面已然大不相同；不過，傳染病顯然仍是一項威脅。努力延年益壽、遠離疾病，依然是現代醫學的首要任務。不管是一八五四年還是現在，自然實驗都是一項強大的利器。

不論是在醫療領域，或是範圍更大一點——世上所有的自然實驗，辨別並研究這些實驗的困難之處在於：實驗浮現的時候，不見得很明顯！（這也是我們仍然為此工作賺錢的其中一個原因）若想找到隱藏於數據中的自然實驗，就需要一再地練習，我們並非生來就具備約翰·史諾那樣的直覺。事實上，我們通常也是碰上偶然的契機，才開始進行某些研究；正如我們在研究中發現的事物，其實都是機遇造就的成果——也許是因為某次恰好跟配偶對話、某次排隊買咖啡時偶然巧遇，或是某次碰巧跟病患或同事相處。

我們希望能透過本書告訴你們，不管是醫師還是病人，大家都可以從這些自然實驗中學到許多知識。我們會揭開醫療的隱藏力量真面目，它僅僅憑藉偶然的機遇，就讓兩個情況相似的人踏上截然不同的醫療之路。透過仔細探究，我們能確定在更廣泛的醫療背景和日常生活中，這些力量會帶來什麼樣的影響。讀完這本書之後，你們就能建立出一個架構，不僅能思考機遇如何在醫師的診間、醫院或是其他地方影響著自己的生活，也會想想怎麼利用這份知識，讓自己和社會過得更健康快樂。

不過，大家得先更熟悉自然實驗的用語和概念。在下一章，我們會先迅速瞧瞧機遇在他人生活中扮演的角色（其中包含總統和職業足球員），以便輕鬆地進入主題。接下來的章節會講述病患、我們自己和研究的故事。我們會說明醫療有多麼偶然，以及偶發事件怎麼創造出自然實驗，幫助我們走出現代醫學的灰色地帶。其中某些故事跟你的父母、孩子、鄰居或是你自己有關，甚至很多故事也跟你的醫師有關（所以下次看診的時候，你大可在候診室留下這本書）。

這是因為，若要說我們從多年的機遇研究領悟到一件事的話，那就是醫師（包括我們自己）可能也跟其他人一樣，完全沒發現這些隱藏力量。但是誰能怪我們呢？要是我們能注意到的話，那就不是隱藏的力量了。

—

進到下一章之前，請先記住幾個重點：

- **每一項研究的內容都不只如此**。為了將焦點集中於重要層面，本書不會討論這些研究的各個面向。登上學術期刊的研究都會經過審查和編輯的過程，我們與你分享某研究之餘，都會盡全力提供誠懇簡潔的解釋，說明這篇研究對我們的意義是什麼，也會把這項研究放進其他研究的背景進行探討。如果你很好奇我們提到的某項研究，也想了解更多的話，我們整理了一份完整的參考書目，讓你可以自行查閱。

- **研究需要團隊合作。**書中大多數的研究都是一群人或是橫跨多家機構的合作成果，我們覺得需要讓你知道是誰做了本書所討論的研究，這很重要；但是正文沒有足夠空間能列出所有協助研究的人。因此，如果你有興趣了解更多資訊，我們會引導你查閱本書結尾的參考書目。
- **我們會告訴你是現在哪一位作者在說話。**你會注意到我們都用第一人稱來講述故事或研究，通常「我們」指的就是我們兩個，但若是講述個人的故事，或者描述某個團隊的研究，而我們兩個並未一同參與的話，書中偶爾也會變成由其中一個人敘事。為了避免混淆，我們會先明確指出「我們」和「我」指的是誰，之後才會在新段落重新回到我們兩人的敘事觀點。
- **為了保護隱私，我們修改了某些細節。**如果要講述特定患者的故事，我們都會更改某些細節，或是改成「綜合版」的故事：描述典型患者可能會遇到的代表性經歷。我們的目標是在維護患者隱私權的條件下，描繪真實的院內經歷。

記住上述要點後，我們現在就來仔細探討自然實驗吧！

第二章

自然實驗

巴拉克．歐巴馬（Barack Obama）當上總統之後不久，人們就注意到他的外表出現了微妙的變化。這位自由世界領導者的頭髮越來越花白了。有人猜想，他會不會純粹只是不再染髮而已——畢竟，他上任的時候才四十七歲，對於「男性限定」的總統來說算是很年輕。但是有的人認為，這是歷任總統和研究人員證明的現象：總統的重擔會使一個人老得更快。

二〇一〇年，美國有線電視新聞網（CNN）在某篇報導中嘲諷道：「歐巴馬先生背負著金融危機、兩場戰爭和一場嚴重漏油事故的壓力，你怎能忍心嫌棄他花白的髮色？」當時，歐巴馬當總統還不到兩年。CNN在芝加哥拜訪歐巴馬時常光顧的理髮店時，仍繼續報導他的髮色。店裡某位顧客指出，歐巴馬並不是唯一的個案：「看看比爾．柯林頓（Bill Clinton）跟喬治．布希（George Bush），同樣的事也發生在他們身上，所以想也知道這位總統一定也會變成這樣。」

歐巴馬並沒有駁斥這個論點。卸任幾年之後，到了二〇一八年，他在職籃選手維克多．歐拉迪波（Victor Oladipo）在印第安納州（Indiana）出席的某場活動中說道：「十年前的我正在競選總統，當時還沒有白頭髮……歐拉迪波剛剛給我看了一張我們兩個的合照，他完全沒變，但是我變了。可是你知道嗎？這一頭白髮是我贏來的。」

歐巴馬的意思是：雖然他們都比當年的合照老了十歲，但是在那十年當中，他比歐拉迪波老得更快。不過，比別人「老得更快」是什麼意思？如果衰老是引導我們從出生走向死亡的歷程，那麼老得更快就代表我們正加速走向死亡。換句話說就是：死得更早。

現在，假如你很想知道當總統會不會真的老得更快、死得更早，那你要怎麼找出答案呢？

正如我們說過，理想的方法就是進行隨機對照試驗。我們先找來一群總統候選人，隨機讓某些人成為美國總統、某些人落選，再追蹤他們未來的情況，看看他們會活多久。我們需要一個合理的樣本數量，才能讓證據更有說服力。先假設五十位總統如何？這樣就能觀察到被指定的總統和未被指定者的平均壽命差距。如此一來我們就能假設，當總統的加速老化就是差異的主因。我們曉得這是事實，因為隨機挑選會排除其他變數的影響。

機靈的（甚至是清醒一點的）讀者就會發現這個試驗有幾個問題：第一，美國憲法不允許隨機任命總統——就算是為了科學也不行；第二，一次只會選出一個總統，所以做這項研究會花上很長一段時間。第三……好吧，我們不多說了，你也知道隨機對照試驗根本無法回答這個問題。

不過，自然實驗倒是可以。

如果要成立一個自然實驗，就必須有一場偶發事件引導人們走向兩條路的其中一條。舉上述實驗為例，這兩條路分別就是當上總統或不當總統。人們選擇的道路必須隨機決定，如此一來，結果就會分成兩組：一組人當上總統，另一組是沒當總統的對照組。如果這兩組在其他方面都很相似，那麼對照組的經歷應該就能告訴我們，如果那群總統沒有當選的話，他們會發生什麼事。

「原本會發生什麼事」這個概念的哲學說法是「反事實」（counterfactual）（而實際發生的就是「事實」（factual））。我們不會在本書講一堆術語讓你心煩，但是反事實的概念是自然實驗的核心，也是健康與醫療機遇的研究重點。由於這個概念不太好懂，所以我們要舉一部一九八〇年代的經典電影為例。

在電影《回到未來》（*Back to the Future*）的開頭，我們見到了少年馬蒂·麥佛萊（Marty McFly）。一九八五年，他跟婚姻不美滿的父母同住。父親喬治（George）懦弱無能，容易被人欺負；母親羅蘭（Lorraine）是因為她的父親在一九五五年開車撞到喬治，她覺得喬治很可憐才嫁給他。馬蒂經歷了一連串的偶發事件之後，乘著一台時光機回到一九五五年，遇到了高中時期的父母。最後，馬蒂幫助少年時期的父親對抗欺壓他的高中惡霸；在這段期間，馬蒂的母親最後也對丈夫大大改觀。馬蒂回到一九八五年之後，他發現父母的生活完全不一樣了：他們深愛著彼此，父親充滿自信且出人頭地。

這部電影呈現出兩條不同的時間線，兩者與彼此的事實相反。其中一條時間線顯示出馬蒂沒有及時回到過去介入的情況（父母婚姻不幸福）；另一條顯示他介入之後的情況（父母婚姻美滿）。由於我們知道兩條時間線發生了什麼事，而且兩者唯一的差異就是馬蒂的介入；因此我們可以將兩個反事實的一九八五年的差異歸因於馬蒂和時光機，並且得出結論：馬蒂在一九五五年的行動，讓父母擁有美滿的婚姻。

現在，我們回到總統身上。我們需要一個對照組來比對歐巴馬和其他領導者，但是情況跟《回到未來》不一樣，我們沒有時光機可以用，沒辦法回到過去介入佛羅里達州（Florida）的選舉，讓艾爾・高爾（Al Gore）在二〇〇〇年當選總統，所以也無法得知喬治・布希（George W. Bush）沒當上總統會發生什麼事（這是一條相當接近事實的反事實時間線）。

有一種可行作法是比較總統和得票數第二名的候選人（對照組）。畢竟，這些候選人都是大名鼎鼎的政治家（但是也有例外）。通常他們過去的經歷也跟總統很相似，所以如果現在的總統沒有當選的話，他們當選後的未來應該也會和總統差不多。

科學實驗偏好隨機化的原因是：隨機分配對象到介入組或對照組的話，可以確保沒有其他變數影響結果。然而，選舉結果絕非隨機決定，美國憲法對此立場非常明確：選舉代表的是人民的意願，而非擲硬幣的兒戲。

今天，大多數的選民投票選總統有很多原因：因為他們是某政黨的黨員，因為他們喜歡候選人提出的政策，或是僅僅因為他們覺得自己喜歡的候選人很適合這份工作。我們可以保守地假設，選民不會因為某位候選人有罹患中風、心臟病或癌症的長期風險，而憑此做選擇。候選人的年紀可能（也肯定）會影響選舉結果。不過，就算選民投票時考慮了候選人的年紀，他們應該也不會去思考某位五十歲候選人的預期壽命或罹病風險，是否會超過其他五十歲的候選人。

因此，對於我們的目的來說，選舉的輸贏純屬偶然。雖然選舉結果本身並非隨機決定，民意和國內政治風氣會決定結果。但是我們可以說，選舉會依據候選人跟同齡者相比的預期壽命進行隨機分組。我們可能會說，在承擔總統壓力的候選人和未承擔的候選人之間，兩者未來的健康狀況「幾乎是隨機決定的」。

如果我們用《回到未來》的角度看待總統的自然實驗，總統大選就好比馬蒂的時光機回到一九五五年的關鍵時刻。選舉當天出現了分岔：一名候選人成為總統，而我們所有人都被送往他當總統的時間線。但是有了時光機，我們可以回到過去進行干預，改變選舉結果，開啟一條反事實的新時間線，讓另一名候選人獲勝。接著，我們再比較兩條時間線，觀察候選人在兩種情況下活了多久。然而，由於我們沒有時光機，所以只能用現成的對象做研究，也就是「得票數第二名的候選人」。

當選的候選人會獲得總統的待遇（權力、名聲、華廈、一架設計精良的波音七四七），也會承受當總統的壓力（金融危機、兩場戰爭和嚴重漏油事故）。第二名的候選人會做些符合這個身分的事（假如總統沒有當選，他可能也會做一樣的事）：繼續保持高調，擔任一個沒那麼像總統的角色。例如高爾在二〇〇〇年總統大選敗給布希之後，他變成美國最引人注目的環保活動人士。這份工作當然也有壓力，但應該比總統的壓力小。

因此，第二名的候選人是絕佳的反事實對象，可與勝選者進行比較。他們之後的經歷能告訴我們在反事實的世界裡，總統落選的話會發生什麼事。

顯然，這項自然實驗需要有人執行。我們（巴普、哥倫比亞大學經濟學家安德魯．奧蘭斯基〔Andrew Olenski〕以及紐約大學〔ＮＹＵ〕整形外科醫師馬修．艾伯拉〔Matthew Abola〕）決定深入研究看看。我們運用全球十七個國家的數據，研究職位相似（總統、總理、首相）民選政府領導者的壽命；而且跟美國的情況一樣，勝選的結果會隨機決定他們未來的健康狀況。從一七二二年英國首相第一次選舉開始，到二〇一五年我們做研究之前，這段期間所有選舉都納入研究範圍。

我們的目標是了解選舉過後，候選人平均活了多久，並比較勝選者與得票第二高的候選人。為此，我們必須考量幾個複雜因素，像是：曾經敗選，後來勝選的候選人。舉例來說，早期的美國總統約翰．亞當斯（John Adams）和湯瑪斯．傑弗遜（Thomas Jefferson），他們之前在大選中都是第二名的候選人，因此根據當時的規定，他們當上副總統；等到後來勝選才變成總統。除此之外，我們也要考量在不同國家、不同世紀的整體預期壽命差距；以及最重要的是：候選人參選時的年紀和性別差異[1]。

我們先統計勝選者在選舉過後活了幾年（也就是首次當選和過世之間的歲數差距），並與選舉當年同性別者的預期餘命進行比較，以此調整年齡差異，這項數據說明了勝選者在選舉後的實際餘命和預期餘命之間的差距。我們也對第二名的候選人進行同樣的比較方式：先計算他們在敗選後活了幾年，再根據他們參選時的年紀和性別，將實際餘命與預期餘命進行比較。接下來，我們比較這兩組人馬的差異，以便調整勝選者和第二名候選人的年紀與性別差異，以及選舉後不同的預期餘命。

我們的研究結果證實了這項普遍的觀點，也為一群白髮蒼蒼的領導者提出證據：年齡和性別等差異經過調整之後，勝選者的平均餘命比第二名少活了二．七年。也就是說，獲選為政府領導者會導致其老化速度比敗選快二．七年。

這項結果能確切說明勝選者的壽命為什麼比敗選者短嗎？不見得。研究結果提供的證據僅指出，「總統職位」或是「總理職位」（包含任期結束之後發生的事）可能會縮短預期壽命。但是單看數據的話，我們無法確切說明原因為何。也許是領導者當選之後，就會吃得更差、睡得更少，抽更多菸、更少運動，或是養成其他不健康的習慣——甚至卸任之後，他們可能仍保有某些不良習慣。如果把這些似是而非的解釋全部歸咎於「壓力」，再得出以下結論的話，似乎滿合理的：擔任政府領導者的壓力確實會讓人老得更快（但是要特別注意，某些民選領導者成為了暗殺目標，導致其壽命明顯縮短。不過，我們在研究分析當中排除暗殺因素之後，結果並未受到影響，很可能是因為這種情況太少見了）。

值得留意的是，這些結果並沒有告訴我們，如果你明天突然變成總統會發生什麼事。畢竟研究對象僅包含有望領導政府的人。套用一個科學家偶爾會用的術語，這項研究結果並沒有將你「概括」（generalizable）在內（但前提是「你」並非總統或世界級的領袖；不然我們就要說：G20峰會的與會領袖，感謝您閱讀本書！）。我們也不知道除了研究涵蓋的十七個國家之外，其他國家的民選領導者會發生什麼事。最後，我們必須記得這只是一個平均值——對於某些總統來說，當選的影響可能更大或是更小。我們無法得知每一位當選的領導者情況如何。

我們來回顧一下這項自然實驗的重點：我們想知道政府領導者是否比不當領導者老得更快——也就是死得更早；但我們無法合理進行隨機對照試驗來找答案。對於候選人的預期壽命而言，選舉結果幾乎算是隨機事件，意味著候選人在選舉過後會被隨機分為兩組：勝選組和亞軍組。兩組就是彼此的反事實：一般來說，亞軍組的後續發展就是勝選組未當選時會遇到的情況，反之亦然。兩組的預期壽命相差了二．七年，也就是擔任政府領導者的加速老化平均值。

這樣你明白了嗎？很好，那我們繼續深入探討。

能把輸贏變成隨機事件的情況並非只有總統大選而已。看過奧運的人都知道，金牌和銀牌之間可能只差了幾分之一秒，或是裁判的主觀評分導致兩者產生細微的差距。參加奧運當然絕非偶然，選手孜孜不倦地努力多年，才能達到現在的水準。不難想像，一場偶發事件就能讓某位選手只是慢了百分之幾秒，就從奪金變成奪銀，或是奪銀變成奪銅，又或是從奪銅變成無名氏。

烏特勒支大學（Utrecht University）的經濟學家艾德里安．卡維吉（Adrian Kalwij）因此發現了一項自然實驗，他想看看奧運的輸贏是否會影響菁英運動員的壽命。當然，奧運選手個個維持好身材，平均壽命也比一般人更長。但問題是：比賽結果是否會影響奪牌選手的預期壽命。

卡維吉具體想知道的事情是：贏得銀牌對心理會有什麼影響？努力了一輩子，明明離目標只差一點點，卻仍然失之交臂，這會對健康帶來長期的影響嗎？故此，他引用了喜劇演員傑瑞．史菲德（Jerry Seinfeld）的一段話。一九九八年，史菲德在某個喜劇特別節目上巧妙地總結這項假說：「假如我是奧運選手，我寧可成績墊底，也不要得銀牌，你仔細想想就明白了……要是贏了金牌，心情當然很好；如果拿到銅牌，你會心想：『好吧，至少我拿了一面獎牌。』但如果你得到銀牌的話，那感覺就像在告訴你：『恭喜！你差一點就贏了。你是所有輸家的第一名……頭號敗將就是你。』」

卡維吉在二〇一八年的研究中，分析了一九〇四到一九三六年的奧運數據（這給他充分的時間觀察所有奪牌選手的壽命，但是兩名依然健在的選手除外），探討金牌、銀牌和銅牌選手之間的壽命差異。平均來說，這群運動員參加奧運時的預期壽命應該是大同小異，畢竟他們的身體健康狀況應該都差不多。以預期壽命來說，誰得到金牌、銀牌和銅牌幾乎都是隨機決定。

果然不出所料，金牌和銅牌得主的平均壽命很接近：銅牌得主是七四．八歲，金牌得主是七三．二歲。以統計數據來說，差異並不明顯。但是銀牌得主就沒活那麼久了，他們的平均壽命只有七十．八歲——明顯低於金牌和銅牌得主。看樣子史菲德是對的：差點就能當上「世界第一」的心理影響會讓人少活好幾年。

你可能對這個結果抱持懷疑的態度。如果角色對調，高爾、米特·羅姆尼（Mitt Romney）的經歷就會變成布希、歐巴馬的遭遇，那你可能會覺得這種假設一點都不公平；或者，你也許會覺得「奧運的金牌和銀牌得主基本上情況相同」（只差獎牌的金屬成分不同），所以這種假設聽起來不太對勁。若是這樣，那就代表我們陳述這些實驗的時候，你也在進行批判思考。你有這些想法不僅無傷大雅，我們甚至很鼓勵你這麼想。我們希望你在讀這本書的時候，也能好好聆聽內心的聲音。

研究自然實驗的時候，我們也是盡可能抱持著懷疑的態度。因此，在我們觀察的自然實驗當中，我們只深入研究並發表了其中一小部分，因為只有這些能經得起嚴格的科學檢驗。即使如此，其他人若使用不同的數據和方法處理相同的問題，可能也會得出不同的結果。那樣也沒關係。

我們會在後面的章節描述更多自然實驗，但並非為了說服你相信我們的研究和發現就是絕對的真理（Absolute Truth），無須多談。其實各種類型的研究都有侷限，某些假設有時也很難得到證實，因此任何一項研究的成果，都不可能讓人徹底心服口服。我們的目的其實是讓你看一看，這些實驗如何在機遇的基礎上建立起來，並讓你自行得出結論（但我們也會大方地說出自己的結論）。

不管你懷不懷疑，現在你也看過幾項自然實驗了，曉得它們怎麼設計，又是如何解決難以回答的問題。我們再來看另一個例子。

一九八七年，國家美式足球聯盟球員協會（National Football League Players Association）（國家美式足球聯盟〔以下簡稱NFL〕的球員工會）某些成員因合約糾紛選擇罷工。然而，NFL球隊並沒有因為球員不足而取消賽事，反而雇用了替補球員，請他們套上正式球員的制服並上場比賽（二〇〇〇年基努・里維〔**Keanu Reeves**〕主演的電影《十全大補男》（*The Replacements*）就是這起事件的虛構版本）。這群替補球員都是技巧高超的美式足球員，專業背景也跟NFL球員十分相似，只是沒有登上美式足球的最高殿堂而已。也許他們的處境原本不會改變，但是機遇忽然出現：NFL的球員罷工了。替補球員打了三場比賽之後，罷工結束，原本的球員回來完成了那個賽季。

罷工事件過了幾十年以來，美式足球員的健康狀況始終是個讓人很感興趣的主題——尤其是反覆頭部受創引起的慢性創傷性腦病變（**chronic traumatic encephalopathy**，簡稱CTE）有何影響，以及職業美式足球員生活中的潛在有害因素。雖然已經有研究指出NFL球員比一般人活得更久（這沒什麼好驚訝的，畢竟他們擁有健康的身材、豐厚的收入以及高品質的醫療管道），但是卻沒有研究說明在NFL踢美式足球是否會對球員造成傷害，導致平均壽命相對縮短。

跟總統的例子一樣，這個問題無法進行合理的實驗性試驗（experimental trial）。雖然有時你會覺得，辛苦的球隊想必得丟個飛鏢，才能決定讓哪些球員上場；然而球員的指派很少是隨機決定的。一九八七年的球員罷工為我們（巴普、心臟科醫師馬希爾·甘德哈瓦提〔Maheer Gandhavadi〕以及研究的主要作者：賓州大學經濟學家暨醫師安西達爾·凡卡塔拉曼〔Atheendar Venkataraman〕）提供了一項不錯的自然實驗，讓我們可以試著量化職業美式足球對壽命的影響。

一九八七年的替補球員並非泛泛之輩，絕大多數都參加過高水準的美式足球賽事，不是代表大學參賽，就是在NFL以外的職業聯盟待過。替補球員和罷工球員之間的主要差別，在於前者的天賦和技巧略遜一籌，因而無法在NFL比賽。然而，如果換成不同的時間、地點，或是擔任不同角色的話，某些人也許就可以去NFL比賽了。替補球員雖然不是NFL球員，但是跟一般人比起來，他們的健康狀況應該和NFL球員更相近。

替補球員就好比總統大選第二名的候選人，他們都能提供一個反事實。我們可以從他們身上得知，NFL球員如果身處另一種情況的話，可能會變成什麼樣子。這樣以球員的長期健康來說，加入NFL幾乎就等於隨機事件了。因此，這項研究的對照組就是在NFL打了三場比賽的替補球員，實驗組則是職業生涯都在NFL度過的球員。

我們研究了八百七十九名替補球員，並與兩千九百三十三名NFL球員（在罷工前後五年內展開職業生涯）進行比較。尋找死亡數據並非易事，我們從各種數據資料庫，像是保存所有美國人死亡證明的美國疾病管制暨預防中心（Centers for Disease Control and Prevention，簡稱CDC）、網路上的訃聞以及新聞文章等等，收集了兩組球員的死亡資訊。我們不只調查他們是否死亡，也探討了這三十年間他們死亡的原因。

我們發現，四．七%的NFL球員和四．二%的替補球員已經過世。我們考量了可能影響兩組死亡率差異的因素（像是：球員的出生年份、身高、體重和球隊角色）之後，我們發現不管是哪一年，NFL球員的死亡率都比替補球員高了三十八%。雖然這個數字不小，但是我們也得趕緊澄清這項研究並未達到一般的統計顯著水準，主要是因為罷工事件後的三十年內，死亡人數相較起來沒那麼多。因此，研究結果雖然顯示NFL球員的預期壽命可能比反事實中的替補球員更短，但我們還是無法得出肯定的結論。不過，隨著兩組球員年紀漸長，局勢將會越來越清楚。

然而，這項研究不只如此。NFL球員和替補球員的死因通常也是同齡男性的常見死因：心臟疾病、自殺、傷害或是癌症。然而，有一項很重要的差異：NFL球員死於交通事故、意外傷害（通常是服藥過量）和神經系統疾病的比例高於替補球員，這些死因往往都跟慢性創傷性腦病變有關（反覆頭部受創所致）。

解釋這項研究的發現時，我們應當記住：NFL球員和替補球員在前者獲選之前，背景可能很相似；也就是說，「獲選」是區分實驗組與對照組的關鍵時刻。兩組人馬可能從小就開始踢美式足球，一直踢到大學畢業。這點相當重要，因為這段時間是大腦發育的關鍵時期，頭部反覆受創可能會讓他們更容易罹患慢性創傷性腦病變。加入NFL之前，他們都經歷著相似的壓力，進行非常辛苦的訓練，有些人甚至會採取比較不健康的方法，像是服用同化類固醇（anabolic steroid），進而提高罹患心臟病的風險。然而，由於我們的分析無法推測球員加入NFL之前，身體到底承受了哪些長期損傷；因此這項研究必須將重點擺在兩組之間的差異，而非他們共同的經歷。

到目前為止，我們已經看過不同情境下的自然實驗，也曉得這些實驗經仔細探討後，可以回答哪些問題。如果這些概念還是有點模糊的話，不必擔心！我們將從不同的角度和情境再次探究。現在的你可能還是有點懷疑，所以我們要再強調一次：我們樂見如此。在接下來的章節當中，「懷疑」會對你有所幫助。現在，是時候看看機遇和它在醫療體系中創造的自然實驗了！醫療體系的風險相當高，參與者也並非只有總統、奧運選手或是職業足球員，而是我們所有人。

第三章

為什麼夏天出生的小孩更容易得流感？

所有父母都能證明，家有幼兒就代表要常常去看小兒科醫師。目前的醫療方針建議，健康的小孩滿三歲以前，應該要去小兒科診所做十四次檢查；要是生病的話（這種事常常發生），那就得去診所更多次了。可想而知，家裡有幼兒的父母都對小兒科診所非常熟悉：坐起來不舒服的候診室椅子、色彩鮮豔的牆壁藝術、陳年的雜誌，以及個性五花八門的員工。

此外，家長很快就會知道去一趟小兒科診所有多麻煩。我們兩位作者對此再清楚不過了：家裡都有兩個幼兒。對於我們這樣的雙薪家庭來說，其中一名家長必須至少請半天假，幫孩子繫好汽車安全帶，或是搭乘大眾運輸工具，坐在候診室等待，交給護理師和醫師檢查，孩子打針或做完檢查之後安撫一番，把小孩送回托兒所、學校或是其他地方，最後再回去上班。對於某些家長來說，去一趟小兒科診所不僅造成短暫的不便，更會導致收入減少。然而，父母為了確保小孩健康長大，所以還是會盡力處理這些問題。

幾年前，我（巴普）帶著年幼的兒子，去一趟小兒科診所做年度檢查。由於他在八月出生，所以檢查時間也排在八月。檢查結束之後，護理師跟我說幾週之後記得打給診所，幫兒子預約施打流感疫苗。當時疫苗尚未供應，但是九月就可以施打了。美國疾病管制暨預防中心也建議每年秋天，兒童和大人都要施打流感[2]疫苗，而且最好在十月底前完成接種。

雖然我不想再去一趟小兒科診所，但是為了當個勤奮的好爸爸，幾週後我又打給診所預約打針。然而，我有空的日子都沒有開放施打疫苗，因此我就打到家裡附近的CVS藥局和沃爾格林藥局（Walgreens），但是他們都不能幫幼兒施打疫苗。最後，我只好想盡辦法帶兒子去醫師那裡接種疫苗，但是整個過程既辛苦又不方便。像我的話，我的工作單位就有疫苗接種活動，所以我只花五分鐘就打完流感疫苗了。

如果連工作時間彈性的醫療專業人員帶兒子施打流感疫苗都這麼麻煩，那麼其他父母要是遇到類似的情況，恐怕很難帶孩子再去看一次醫師。這場磨難讓我不禁心想，如果兒子不在八月出生，而在九月誕生的話，那他就可以在生日前後的年度檢查接種流感疫苗，也不必再多跑一趟了。

想必你已經知道接下來會發生什麼事了。我跟克里斯說了這件事之後（他也有一個八月出生的兒子），我們一致同意：這件事符合自然實驗所有的基本特徵，問題規模遠遠不只一對父子。畢竟，流感在美國是一個重要的公衛問題：每年導致上萬人死亡，醫療支出高達數十億美元，甚至損失了幾百萬天的經濟生產力。雖然對於大多數年幼的健康患者來說，得流感可能只是不太舒服而已，但是他們很容易傳染給成年人和長者。要是長者得了流感，情況就沒那麼樂觀了。

我們許多研究的點子就是這麼來的。不管是待在家裡還是在醫院工作，凡是生活中遇到的事情都會讓我們不禁思考：「嗯……如果事態發展不一樣的話呢？」只要你開始用這個角度看待世界，你就會發現機遇無所不在：「假如電力未因暴風雨中斷，這個病人還會來急診室嗎？」、「倘若當時值班的是另一位醫師，是否就診斷不出這種罕見疾病了呢？」、「如果婦產科醫師之前的接生手術都沒出過差錯的話，那他們這次還會選擇剖腹產，而非先前規劃好的自然產嗎？」

我們兩個每週都會跟一起研究的同事聚幾次會，彼此暢所欲言、分享點子。我們團隊會改善、思考並評估一項自然實驗的潛力。使用這些方法就能回答嚴肅的（有時也沒那麼嚴肅[3]）研究問題嗎？我們有數據可以深入調查嗎？

上述兩個問題的其中一個答案往往是「否」。因此，很多點子都沒有通過「發想階段」（idea phase）。不過，偶爾也會有一個想法站得住腳，似乎值得探討，而且我們也有能力研究它。

有一天，我們坐下來討論夏天出生的小孩接種流感疫苗的問題。我們首先問自己：這個問題有沒有真正的自然實驗參與其中？換句話說，不同生日的小孩接種流感疫苗是否完全交給機遇決定？我們很清楚答案應該是「對」。不管是八月出生的孩子，或是三月或六月出生的孩子，很可能都沒有在年度體檢施打流感疫苗。但如果是九月、十月或十一月出生的孩子，就很有可能成功接種（如果是十一月之後才出生的話，小孩恐怕會在流感最嚴重的季節缺乏足夠的免疫力）。換句話說，秋天出生的小孩可說是走在一條「輕鬆接種流感疫苗」的道路上，而其他月份出生的小孩則是踏上一條「難以接種流感疫苗」之路。

難道這是偶然發生的嗎？以流感疫苗來說，是這樣沒錯。一般來說，我們沒有理由認為四月寶寶接種流感疫苗的生理或醫學因素，會跟十月寶寶的接種因素不一樣；更何況也沒有證據指明，春天出生的寶寶比秋天出生的寶寶更容易得流感。

如果把麥佛萊和時光機拉進來看的話，我們就能想像他回到過去，用某種方式改變了小孩的出生月份（無法確定他要怎麼做到這件事，但請大家先暫時把懷疑放在一邊）。在這個情境當中，我們不會像之前那樣，把事情分成兩條不同的時間線像是：總統組對亞軍組，金牌組對銀牌組，或是NFL球員組對替補球員組。我們反而得建立十二條不同的時間線，每條時間線分別代表某一群孩子的出生月份。如此一來，我們就能看到出生月份對這群孩子的流感疫苗接種率有什麼影響。

當然，我們並不需要時光機。如果生日是隨機決定的話，那麼某個月出生的小孩應該就是其他十一個月出生小孩的反事實（也就是說，八月出生的小孩如果改在九月出生，那麼九月寶寶經歷的事情，他們也會碰上，反之亦然）。

這項自然實驗似乎擁有長遠的發展空間，值得做進一步的研究。接下來的問題就是我們有沒有數據。我們（克里斯、巴普，以及布朗大學（Brown University）的經濟學家吳傑民（音譯，Jaemin Woo））查看了一座大型數據庫，其中存放了數百萬美國人及其家庭的保險理賠證明（皆由雇主負擔醫療保險費）。為什麼我們要找保險理賠證明呢？因為只要病患透過醫療保險獲得醫療服務，就會產生保險理賠證明。在這種情況下，只要小孩去兒科診所做年度體檢，而醫師又要求保險公司付費的話，就會產生保險理賠證明。就算只是執行一項醫療手續（例如施打流感疫苗等），也會產生保險理賠證明。

雖然沒有人喜歡跟保險扯上關係（我們可以證明患者跟醫師都不想），但是保險理賠證明對研究非常有幫助。這些數據並未記載病患的姓名、地址等個人資料，只有告訴我們這名患者發生了什麼事（例如：是否經過某種醫療手續、是否進行某項檢查、是否拿到處方藥物），發生的時間及原因（畢竟理賠證明也會列出患者的診斷結果）。數百萬名患者過去幾年的理賠資料，正好為我們提供此類自然實驗的寶貴數據[4]。

有了這個數據庫之後，我們首先驗證一項關鍵假設是否屬實：幼兒通常會在生日前後進行年度健檢。倘若這項假設不是事實，那麼這項自然實驗就無法成立。畢竟檢查時間如果跟出生日期無關的話，那麼比較八月和九月出生的孩子有什麼意義呢？當然，身為父母和曾經的小孩，我們的直覺認為這是一項很合理的假設。美國兒科學會（American Academy of Pediatrics）甚至建議用孩子的生日提醒自己：他們該做年度健檢了。

所以我們的問題是：孩子在生日月份進行年度檢查的比例為何？（時間涵蓋生日前後各兩週，畢竟大多數的小孩不會選在生日那天看醫師）我們使用了記錄數百萬名

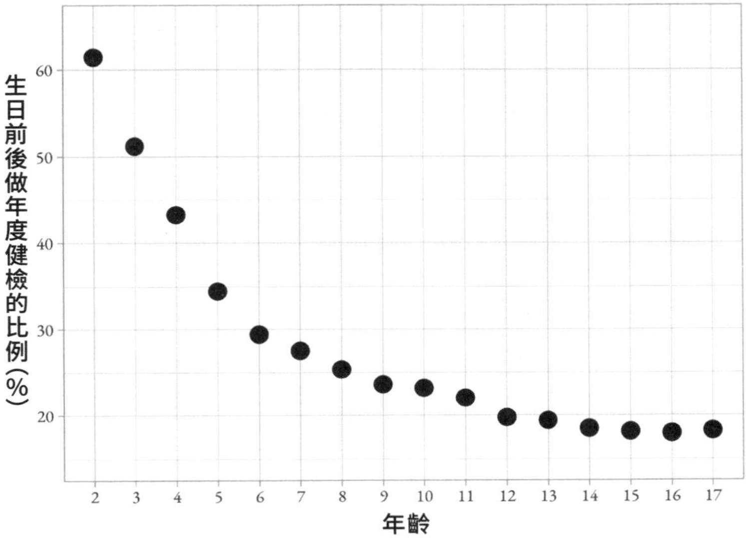

兒童資料的數據庫，搜尋年度健檢的保險理賠證明，並記下檢查日期以及孩子們的生日。我們並沒有包含兩歲以下的幼兒，因為他們太常看醫師了，所以不在生日前後接種疫苗的機會多得是；此外，六個月以下的嬰兒也不能施打流感疫苗。我們將結果依照年齡區分，以免兒童跟年紀較大的青少年相比會有落差。以下事實證明，確實有差。

數據顯示，像我們家這樣的幼兒常常會在生日前後進行年度健檢——大多數兩、三歲的幼兒會在生日月份或是生日前後各兩週進行檢查。不過，數據也清楚指出一個有趣的模式：隨著孩子年紀漸長，他們越來越不可能在生日前後做健康檢查。大約三分之一的五歲小孩會在生日前後做檢查。到了青少年時期，預約時間大概都平均分散在各個月份，所以生日前後做檢查的比例並未超過我們的預期。

跟青少年相比，兒童做年度健檢的時間更靠近生日，這是很合理的。幼兒需要常常去兒科醫師那裡做檢查，以確認發育是否正常，也要做兒童疾病篩檢，並按時接種常規疫苗（非流感疫苗）。青少年並沒有相同的時間限制，大多數的青少年只要一年挑某個時間做體檢，進行常規篩檢、運動健康檢查或是接種疫苗即可（跟兒童疫苗相比，這些疫苗的可接種時程範圍更廣）。因此，這也難怪隨著孩子年紀漸長，年度健檢時間跟生日相差越來越遠。

所以我們的第一個假設是對的：大多數的學步幼童通常會在靠近生日的時間去看醫師。現在，我們來好好分析二到五歲的兒童（我們並沒有忘記年紀大一點的孩子，但是等一下再討論他們的情況）。

我們先總結一下這項自然實驗的基礎。從流感疫苗接種的角度來看，小孩的出生月份幾乎是隨機的；畢竟孩子對流感疫苗的生理需求，並不會因出生月份不同而異。對於剛好在某月出生的孩子來說，他的生理機能也跟其他月份出生的孩子相似。學步

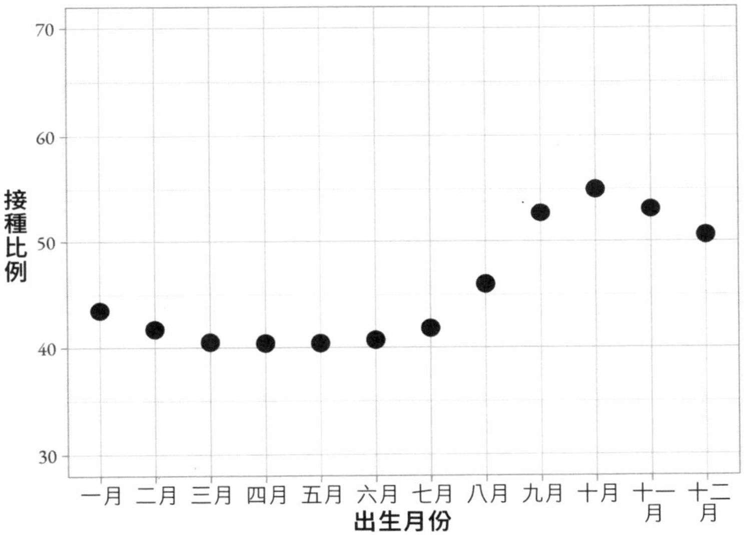

幼童很可能會在生日前後進行年度檢查，這項發現對我們來說非常重要，因為我們想知道生日會不會影響流感疫苗的接種結果。

根據我們到目前為止的研究發現，我們可以合理認定：秋天出生的小孩更有可能踏上「輕鬆接種流感疫苗」之路。

一切準備就緒之後，我們採取下一步並提出一個簡單的問題：各個月份出生的孩子接種流感疫苗的比例為何？

為了回答這個問題，我們調查了一百一十二萬名二到五歲的兒童，研究他們在兩場流感季節的情況如何。結果不證自明[5]：

秋天出生的孩子接種疫苗比例明顯高於其他月份出生的孩子。舉例來說，十月出生的孩子做年度檢查的時候，正值流感疫苗廣泛接種季節：他們接種疫苗的比例為五十五％；然而，五月出生的孩子接種疫苗的比例卻是四十％，兩者落差極大。也就是說，如果你挑出一百個五月出生的孩子，其中十五個未接種的孩子如果改成十月出生的話，他們就會接種疫苗了。如果我們把範圍擴及到整個國家的話，那至少有數十萬的孩子僅僅因為生不逢時，就沒有施打疫苗——其中絕對會有人生病。

根據目前所有討論的內容，我們的直覺認為這種差異是因為十月出生的孩子走在「輕鬆接種流感疫苗」之路上，而七月出生的孩子踏上「難以接種流感疫苗」之路。有什麼方法能證明我們的直覺正不正確呢？

還記得我們之前先把年紀大一點的孩子擺在一邊嗎？隨著孩子年紀漸長，年度健檢和生日之間的關聯越來越低，因此我們認為出生月份和流感疫苗之間的關係，也會變得更不明顯。到了青少年階段，他們就不會固定在生日前後做檢查了，因此我們預計上述的影響會完全消失。所以我們不僅觀察了二到五歲的兒童，也調查了各年齡層孩子的疫苗接種率（各按出生月份劃分），看看情況是否符合我們的預期。

你看！隨著年齡層越來越高，出生月份和流感疫苗之間的關聯也會逐漸消失。這

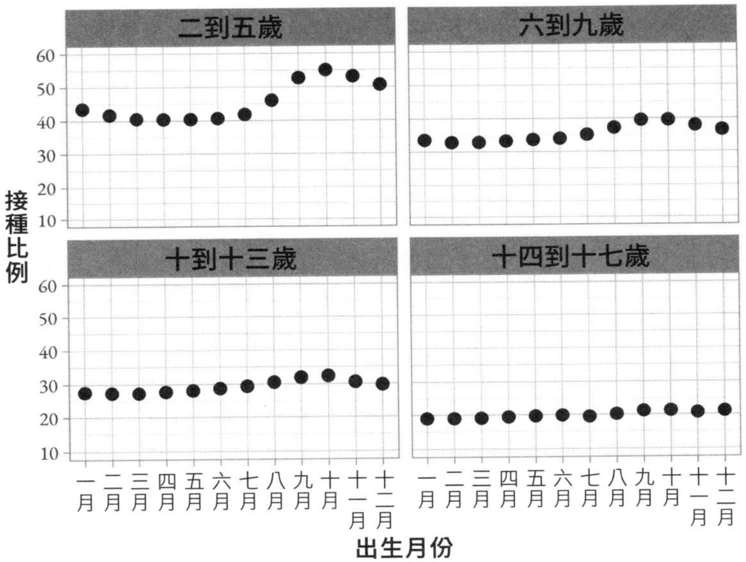

就進一步證明對於二到五歲的孩子來說，出生月份會隨機決定他們走的是輕鬆或困難的流感疫苗之路。

關鍵並不只是有沒有接種流感疫苗而已。流感疫苗是用來預防流感的，年復一年地接種，效力相當顯著。如果出生月份會影響孩子接種流感疫苗的可能性，那麼我們就能預測夏天出生的小孩較少接種流感疫苗，所以他們會更容易得流感，對吧？

為了回答這個問題，我們重新研究了學步年齡層的幼兒，並再次依照出生月份劃分。不過，這次我們看的不是流感疫苗接種率，而是流感確診率。

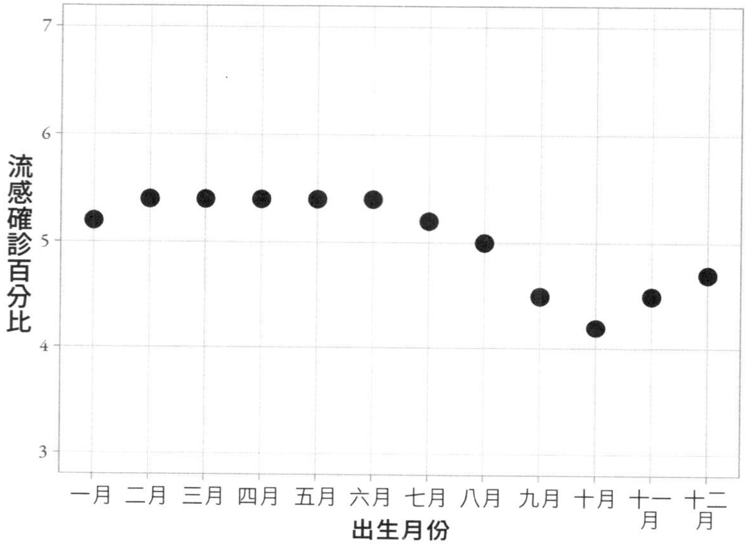

上表與稍早討論的流感疫苗接種圖呈現相反走勢：夏天出生的孩子（不太可能接種疫苗的孩子）比秋天出生的孩子更容易確診流感[7]。

巴普的直覺是對的：跟秋天出生的孩子相比，像我們家這樣在夏天出生的孩子，更不可能接種流感疫苗，而且也更容易得流感。

你們還記得隨著孩子年紀漸長、疫苗接種跟出生月份關係漸弱的變化圖嗎？如果流感疫苗真的能預防感染流感的話，我們就能預期生日也會影響孩子得流感。因此，對於青少年來說，不同出生月份的感染率應該差異不大。正如以下呈現的結果：

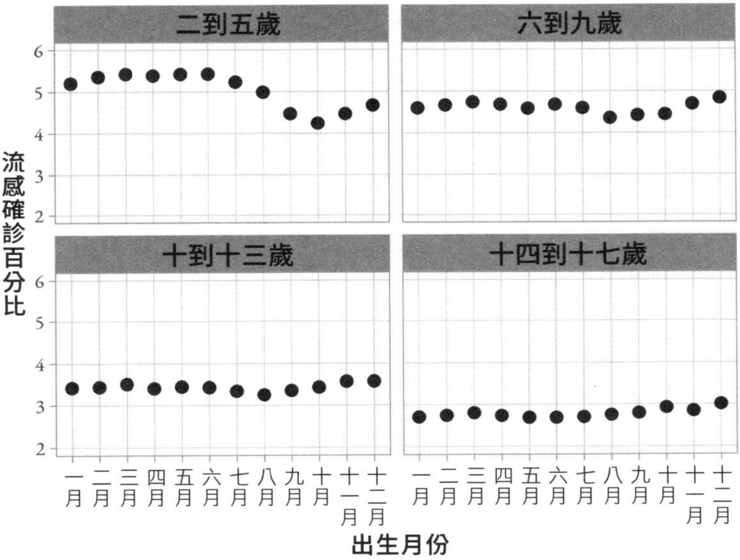

青少年的年度健檢不會選在生日前後進行，疫苗接種率跟出生月份關係不大，因此他們的流感確診率似乎也跟生日無關。

對我們來說，這是個令人振奮的發現。上述分析提供了說服力十足的證據，證明光是去兒科診所就已經困難重重，導致幼童難以每年接種流感疫苗，因此更容易得流感。

然而，我們都曉得流感是傳染病，所以故事不會只以生病的孩子作結。

—

幾年前，巴普剛搬到波士頓郊區

的新家。某天他去附近的銀行跟出納員談話時，對方問起他的職業。結果一聽到巴普是醫師，出納員便提到他九十歲的父親染上嚴重的流感，還住進加護病房。

他的故事是這樣的：幾週前，出納員兩歲大的兒子邀請某位朋友來家裡玩。那位朋友一直咳個不停，而且還發燒。不過，由於這個年紀的孩子似乎常常生病，所以小朋友的父母還是不顧結果地帶他來玩。幾天之後，出納員的父親（兩歲兒子的爺爺）半夜醒來卻無法呼吸。沒過多久，他便心跳驟停（心臟停止跳動）。他染上了流感病毒，可能是被孫子傳染，結果引發肺炎，氧氣無法輸送到心臟。他被緊急送到急診室，戴上了呼吸器，接著被送往加護病房。

克里斯身為一名胸腔科醫師，他很清楚這類的故事在加護病房是家常便飯。對於許多年長患者來說，孫兒女是生活最大的快樂泉源。祖父母希望能常常看到孫兒女，而且很多老人家都會這麼做——尤其是替忙碌的父母照顧學步的幼童。甚至在 COVID 19 大流行前，即使遇到感冒和流感季節，祖父母仍會為了孫兒女奮不顧身，忽視感染管控的重要性。

不過，我們還是得再次強調：幼兒常常生病。有時候，他們會被取笑為「鼻涕蟲」（snot-nosed kids），這絕非平白無故。祖父母恐怕不太重視「流鼻涕的季節」（runny nose season），認為這不過是成長的歷程。然而，他們聽到以下資訊可能會很驚訝：最近一項研究指出，一半以上得流感的老年人可能都是因為跟幼兒互動才會被傳染。克里斯的病人通常不會訝異自己得了流感，畢竟家裡很可能早就有病毒了。他們真正訝異的是：得流感居然會住進加護病房，而且生病的感覺就像被卡車撞到一樣。

既然如此，銀行出納員的遭遇並非出於偶然。所幸他的父親熬過難關，活了下來——對於這把年紀的人來說非常幸運。

如果要防止小孩感染、生病，甚至傳染流感給家人和其他孩子的話，最好的方法是什麼呢？當然是打疫苗。就跟其他疫苗一樣，我們接種了流感疫苗之後，身體就會接觸到每年預期流行的流感病毒株的非功能性粒子，讓免疫系統建立防禦機制對抗病毒，免得我們跟病毒不期而遇[8]。因此接種之後，我們比較不會得流感；就算真的感染了，通常也不至於生重病，更不太可能將病毒傳給他人——有助於保護社區的老年人和弱勢族群。

兒童在社區內傳播流感的影響力，可用一項日本的簡短研究來概述。一九五七年流感大流行之後，日本政府便視流感疫情控管為首要任務。由於政府曉得兒童是主要傳播者，所以他們從一九六二年就開始為學童接種流感疫苗；到了一九七七年，流感疫苗接種變成強制履行的規範；後來到了一九八七年，新法允許父母不用讓孩子接種流感疫苗。最後，日本政府在一九九四年中止了學童疫苗接種計畫。

一篇探討二十世紀下半葉的日本死亡人口研究指出，在一九六〇、一九七〇年代，以及大部分的一九八〇年代，在感冒和流感季節因流感和肺炎死亡的人數皆往下降。然而，到了一九八〇年代末和一九九〇年代，由於日本兒童的流感疫苗接種率下降，不僅整體的死亡人數上升，在感冒和流感季節因流感或肺炎死亡的人數也變多了。雖然日本在一九八〇和一九九〇年代蓬勃發展，醫療科技進步，基礎建設的品質改善，生活水準提升，經濟發展也承繼了過去幾十年的輝煌，但死亡人數仍不減反增。這篇研究的作者在結論中表示，最有可能說明流感季節死亡人數增加的解釋就是：自從一九八七年廢除強制接種規範，以及一九九四年停止流感疫苗接種計畫之後，兒童接種流感疫苗的人數大幅下降。

由於我們知道孩子很容易將流感傳染給親密的接觸者，而疫苗接種可阻止這類傳播，所以我們決定更深入地進行分析。如果春天或夏天出生的學步兒童較難接種流感疫苗，因此更容易得流感的話，這樣他們是否也會更容易將流感傳染給家人？看起來應該是這樣沒錯：你有沒有抱過一個兩歲幼兒，結果他直接對著你的臉和（或）嘴巴咳嗽？或者你有沒有把小孩的玩具拿起來，結果發現它濕濕的，大概是沾了幼兒的口水？我們都有過這些經驗，而且次數多到數不清。

於是，我們再次調閱保險資料。由於兒童也會跟父母的資料連在一起，所以我們可以輕鬆判斷成年的家庭成員是否在某個流感季節確診流感。現在我們將年紀較大的家庭成員區分開來——不是按照他們的出生月份，而是根據家中兒童的出生月份劃分。

結果差異很小——這並不讓人意外，畢竟原本就只有百分之幾的孩子確診流感——但仍然足以衡量，而且具備統計顯著性。我們已經曉得，秋天出生的孩子比較不會得流感；但現在我們也可以證明，家裡有秋天寶寶的長輩也比較不會得流感[9]。

我們第一次跟同事提出這個構想的時候，聽起來就已經很合理了。如今，我們可以進一步證實：說到流感疫苗接種問題，生日是一大關鍵。

對於為孩童施打疫苗的醫療體系而言，以上研究成果的意義是什麼呢？想想巴普為了讓兒子接種疫苗，打了多少通無功而返的電話；相比之下，他自己在工作場所就

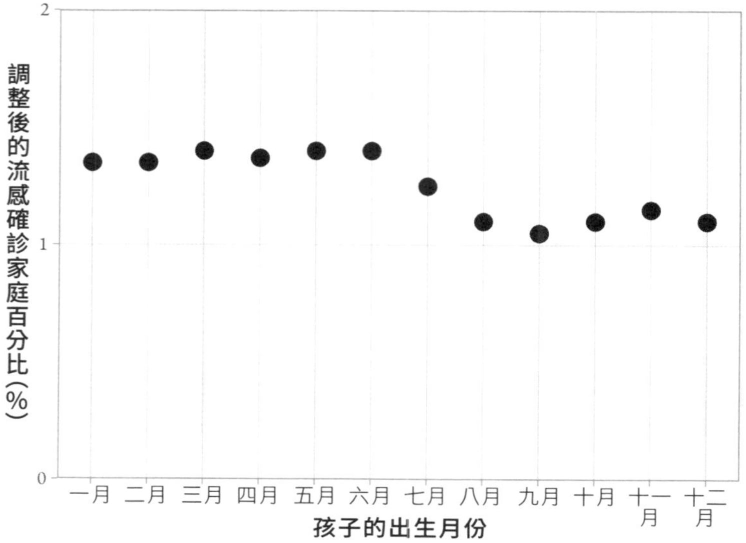

能輕鬆接種疫苗了。要求兒童去診所接種流感疫苗，其實麻煩並不小，也的確是極大的阻礙。請記得，九月出生的幼兒跟八月出生的幼兒相比，前者的流感疫苗接種率足足高出了十五個百分點。

當然，我們並不是第一批想到疫苗接種難題的人；到目前為止，你可能也花了一點時間思考大家為什麼要接種（或不接種）不同疾病的疫苗（我們會在第十章討論 COVID 19 的各個層面）。疫苗猶豫（vaccine hesitancy）在美國和世界各地皆歷史悠久。

世界衛生組織提出一個框架，解

釋人們基於三大核心因素，因而不願接種疫苗，他們稱這三大因素為「3C」：自滿（complacency），人們低估了疾病風險，因此不看重疫苗；信心（confidence），人們不信任疫苗、衛生體系和政府機構；便利（convenience），疫苗能否取得、費用能否負擔，以及疫苗的接種管道。身為家有學步幼童的父母，我們認為不同月份出生的孩子在自滿或信心層面上，不會有任何差異。一般來說，三月寶寶的父母無論是評估流感風險，或是對於疫苗製造商、醫師或政府的信任程度，應該會跟十月寶寶的父母差不多。

不過，要是談到第三個C——便利，我們的研究就有很多話要說了。秋天之前（難以接種流感疫苗的月份）出生的孩子，會受到一個關鍵因素的影響，導致疫苗接種變得不太方便：年度體檢之後，他們必須為此再度預約，多跑一趟。對於請假扣薪的父母來說，這種不便是可以量化的。即使疫苗本身免費（通常都是免費），對於某些人來說，接種不便依然是一大阻礙。

那麼我們要怎麼做，才能讓孩子更容易接種流感疫苗呢？想必大家都同意解決方法絕非確保所有小孩都在九月或十月出生。從臨床角度來看，我們曉得隨著小孩年紀漸長，他們可以隨意在診所以外的地方接種流感疫苗。大一點的孩子和成人可以在當地的藥房接種流感疫苗，那裡通常離家更近、時間更彈性，可能不用預約，而且往往更方便（克里斯最近在CVS／Target藥房買東西的時候，只花幾分鐘的時間就接種了新的流感疫苗）。

COVID 19大流行不僅影響了生活的各個層面，也改變了疫苗的接種模式。在大流行的初期，各年齡層的患者都盡量不去看醫師；因此導致二〇二〇年麻疹、小兒麻痺、水痘等疾病的兒童常規疫苗接種率低到令人憂心。全美各地的兒科醫師和公衛官員都為此發出警告。是，COVID 19確實令人擔憂，但是這不代表小孩不應該接種其他疾病的疫苗。由於很多人都盡量不去診所，兒科醫師也面臨了疫苗接種的新阻礙。他們必須思索如何讓幼童更容易接種疫苗。

兒科醫學接受了這份挑戰。二〇二〇年四月，也就是大流行剛開始沒多久，阿肯色州兒童醫院（Arkansas Children's Hospital）開了一個免下車的疫苗診所，讓小孩待在車上就能接種預定的疫苗。波士頓醫療中心也跟一間救護車公司合作，派護理師前往孩子們的家，在閒置的救護車後座為他們施打疫苗。即使在COVID 19期間，救護車的整體需求大幅下降，但是這些臨時的因應方案不僅能幫助患者，也能防止緊急救護員（emergency medical technician，EMT）面臨無薪假和裁員的命運[10]。

如果孩子們沒有接種其他疾病的疫苗，恐怕就會引發另一場公衛危機；預見這個可能性的聯邦政府最終進場干預。二〇二〇年八月，美國衛生及公共服務部（United States Department of Health and Human Services）允許各州的藥劑師為三歲的幼童施打常規疫苗——這比許多州先前規定的年齡限制還要小兩歲。倘若這項干預措施長期維持，藥劑師也能得到服務所需資源的話，那麼三、四歲孩子的父母就能多出一項新選擇，讓子女順利接種流感疫苗。「容易接種」和「難以接種」兩組之間的差距可能也會因此縮小。

—

你大概也很清楚，不便、送醫問題和經濟阻礙的影響範圍遠大於幼兒流感疫苗，這些障礙在醫療保健體系更是無所不在。我們會在後面的章節探討這些問題，但是現在我們得問問自己：送醫問題和便利性為何依然是二十一世紀醫療照護的主要障礙？

在很多情況下，原因其實很簡單：人性。如果面對一個簡單的選項和一個困難的選項，我們通常會擇易而行。即使我們知道從長遠的角度來看（如果真的有好好思考的話），困難的選項可能對我們比較好（流感造成的不便遠大於看一次兒科醫師），但阻力比較小的方法仍然會勝出。

醫師也會受這些因素影響。儘管我們受過專業訓練，具備多年經驗，對於健康資訊瞭若指掌，但是我們在職場和家庭中也會陷入同樣的困境。巴普跟杜克大學（Duke University）的經濟學家暨律師麥克・佛瑞克斯（Michael Frakes）以及麻省理工學院的經濟學家強納森・格魯伯（Jonathan Gruber）一起做了一項研究，探討醫師生病時的表現如何。綜合不同因素下來（像是接受糖尿病的最佳治療，或是施打建議的疫苗），醫師也只是比一般患者更有可能遵循醫療建議而已。而且他們跟大部分的病人不一樣，不能拿無知當藉口。

由於我們倆都很努力維持自己建議患者的飲食和生活方式，所以我們對這些結果一點也不意外。不管你是誰，其實都很難維持定期就醫、拿藥、服藥，並改變日常生活。

改變現況的一個方法就是重塑「預設」（default）途徑。對於十月出生的孩子來說，預設途徑就是看醫師時接種流感疫苗；若是不想接種，他們也必須主動取消。對於四月出生的孩子來說，預設途徑就是不接種流感疫苗；只有父母付出額外的心力，他們才能接種。

諾貝爾獎得主理查・塞勒[11]（Richard Thaler）以及歐巴馬政府官員凱斯・桑斯坦[12]（Cass Sunstein）深入思考體系如何影響我們做決定。他們指出，解決方法並非大力催促人們去做困難的事情，而是讓困難的事情變簡單。

他們寫道，「輕推誘導」（nudges）會將人們推向更好的道路，而「淤泥效應」（sludge）會讓人們留在更糟糕的道路。你大概遇過以下狀況：你是否在餐廳菜單上看見一道看起來很好吃的義大利麵，但是卻發現它的熱量是一千三百大卡，所以你只好改成點沙拉？政府堅持標示卡路里的含量並非只是讓你知道而已，更是為了推動你做出更健康的決定。或者，你有沒有打算取消用不到的訂閱方案，卻發現唯一的方法就是撥打電話，結果等了十分鐘之後，還有專人試圖說服你不要退訂？（各位有線電視廠商，我們正看著你們呢！）這就是淤泥效應的例子，讓你更難脫身。

如果你真的很想吃義大利麵，或是很想取消訂閱的話，輕推誘導和淤泥效應其實都阻止不了你。不過，如果妨礙人們做出理想選擇的因素只有便利性的話，那為何不讓這條路比另一條路更好走呢？

研究人員曾探討過讓流感疫苗接種變成「預設」的方法。一九九六到一九九七年的流感季節期間，美國聖地牙哥（San Diego）的海軍托兒所進行了一項臨床試驗：

為托兒所的孩子接種疫苗（畢竟他們不管怎樣都會去托兒所）。這樣對於參與試驗的孩子來說，流感疫苗接種就變成預設途徑。試驗結果也不讓人意外，接種過疫苗的孩子都比較不會得流感。除此之外，年紀大一點的家庭成員也比較不會生病，沒去上課或上班的天數更少，耳朵痛（有時是流感引起）的通報個案更少，看醫師的次數更少，而且施打抗生素的次數也變少了。

另一項研究則是在二〇〇四到二〇〇五年流感季節期間，研究人員在美國十一所學校為不同年紀的學童提供校內流感疫苗，並比對附近十七所沒有校內流感疫苗的對照組學校。實驗組的孩子只要待在原地就能施打疫苗，父母唯一得額外做的就是簽署一份同意書；對照組的孩子則是按照他們之前的習慣接種流感疫苗。

綜合我們目前看過的研究，這項試驗的結果應該沒什麼好意外的。若是孩子在校內接種流感疫苗的家庭，不僅流感的通報個案較少，不太需要服用感冒和流感藥物，而且也更少去看醫師。以上的研究發現都指明，直接讓孩子施打流感疫苗不僅可防止兒童互相傳染，也能遏止流感在更大的族群當中流竄。

成人也參與過類似的試驗。在二〇〇九到二〇一〇年的流感季節，羅格斯大學（Rutgers University）的研究人員將成年員工隨機分為兩組：一組已經幫他們預約好注射流感疫苗，他們只要在預定時間抵達大學即可；另一組僅得知地點和預約辦法。因此，第一組屬於「預設默許」（opt out）制[13]：除非他們另有表示，否則一律預設為「有意願接種流感疫苗」。第二組則是屬於「主動登記」（opt in）制：只要願意，都可以預約接種。你大概也猜到結果了：「預設默許」組比「主動登記」組更有可能接種疫苗，差異約為十二個百分點（預設默許組的接種率是四十五％，而主動登記組的接種率是三十三％）。我們在學步幼兒及其出生月份的研究中觀察到的效應，正好跟上述研究的效應相似。

時至今日，許多學校、工作場所、保健中心以及其他組織都努力讓流感疫苗擁有更多接種管道，像是透過特殊方案接種，或是診所在營業時間後仍可接種疫苗。然而，美國在這方面還是落於人後。即使是接種率最高的年份，美國仍然只有大約三分之二的兒童和一半的成人施打疫苗。疫苗猶豫是真實存在的問題，需要採取實事求是的方法加以解決。不過，上述研究也指出，如果我們想讓更多人打疫苗的話，讓接種變得容易一點也很重要。

到目前為止，我們還沒討論到財政支出的問題。你可能也心知肚明，美國的醫療保健制度非常貴。根據二〇一九年的一項統計，美國每年的醫療保健支出約為三兆八千億美元，人均支出也比其他高收入國家更多。三兆八千億美元相當於美國國內生產毛額的十七．七％；換算下來，人均花費為一萬一千五百八十二美元。花了這麼多錢，結果我們得到了什麼呢？跟其他富裕國家相比，美國的醫療保健體系效率低、不平等，而且成效不彰。這是因為我們雖然砸了很多錢在醫療保健上，但是卻沒有得到相應的回報。因此，我們在尋找改善醫療保健體系的方法時，支出始終是一大重點。我們也理應如此，畢竟高昂的開銷恐怕會讓人無法獲得理想的醫療服務。雖然患者和保險公司的預算都很有限，但是患者的醫療需求必須得到滿足。

正是因為有這些財務重擔，所以保險公司一直在尋找方法，試圖減少他們眼中「不必要」的醫療服務，像是：設定患者動手術的「資格」，或是讓醫師開立昂貴藥物給病人之前，要先尋求「事先授權」（prior authorization）。這就是蓄意的淤泥效應，在醫療體系中設置阻力，以確保錢真的會「花在刀口上」（你大概能從我們肆意使用引號的手法得知，所謂的「必要」其實有很多種詮釋。我們會在後面的章節探討這個概念）。

然而在我們接受的醫療服務當中，也有無法衡量或是未留意的經濟成本，這些支出值得我們加以關注，我們的流感疫苗研究也將焦點擺在其中一項成本。對於多數人而言，接種流感疫苗都沒有直接的經濟成本了，更何況是兒童或家人得流感的成本呢？然而，這些成本其實很難衡量，它們對保險公司或患者造成的影響，並不像三百五十美元的醫師診療費或是兩百美元的實驗室檢查費那麼明顯。父母的時間成本和缺工成本（估計是一到兩天，而缺少的生產力價值約達數百美元），再加上預付的托育費用損失，這些全部加起來恐怕會讓美國每年的流感成本高達數十億美元。

「難以衡量的間接成本會阻礙最佳的醫療服務管道」並非只是理論：二〇一一年，一篇關於心臟病患者的有趣研究就探討了這個問題。哈佛大學的內科醫師尼提許．喬德瑞（**Niteesh Choudhry**）、醫療保健主管暨醫師威廉．斯蘭克（**William Shrank**）和同事挑選了五千八百多名已出院的心肌梗塞患者，並將他們隨機分成兩組。一組可免費獲得所有必備的心肌梗塞藥物；另一組則像以前一樣，必須負擔自付費用。結果，兩組患者的服藥率都不怎麼樣。得到免費藥物的患者，服藥的機率只高了一點點——平均為四十四％，沒拿到免費藥物的患者則是三十九％。

這就代表即使免費服藥組的經濟負擔較輕（研究期間大約省了五百美元），但是還有其他成本是金錢無法解決的。換言之，即使藥物免費，患者的服藥率仍不到一半，而且他們罹患的還是重大疾病！到底為什麼會這樣呢？因為他們每個月都要多花時間和心力去領藥，而且服藥也會打亂日常生活步調，甚至還有潛在的副作用。為了解決不吃藥的預設途徑，以上所有「成本」都需要加以解決。我們探討大家為何無法達成理想的健康狀況時，經濟成本僅呈現出問題的一小部分而已。

然而，便利性的成本幾乎影響了醫療保健的各個層面。住在鄉村的患者通常距離提供全方位急症照護的大型醫院更遠，因此，研究也證實鄉村地區的患者若出現心肌梗塞等狀況，恐怕較難得到最先進的心肌梗塞治療。另一個例子是長效避孕措施。口服的避孕藥需要每天固定時間服用（無論是哪種藥物，固定時間服用都很困難且不方便）；然而，一劑避孕針的效果可以維持好幾個月，置入子宮內避孕器則可以維持好幾年，輸精管切除或結紮等手術則是永久有效。這些方法的便利性成本都比每日口服避孕藥更低（而且也更有效），因此我們認為，這些更有效的方法雖然費用比較高，但付出額外的金錢成本是值得的。

我們的流感疫苗研究並未說明兒童最容易接種疫苗的方法，而是指出「不方便」真的會造成公衛問題。由於每個社區和家庭的運作情況各不相同，所以並沒有放諸四海皆準的解決方法。如果我們希望每年的流感疫苗接種率都能提升到最大值（我們真的很希望！），那就必須確保家家戶戶都有很多簡單的方案，可以讓孩子接種疫苗。

除了流感疫苗之外，其他醫療情境也是如此。幾乎各種類型的醫療照護都有不便之處，像是花時間坐在候診間，在藥局等待配藥；或是等待保險公司接聽電話的時候，花時間聆聽「平靜的」音樂[14]。對於經歷過的人來說，這些不便成本應該都很明顯；但是對於照顧患者、做研究或是制定政策的相關人士來說，即使致力於改善患者的照護品質，但很多人還是沒有察覺這些成本。

大家都知道醫療服務很貴。然而研究卻一再指出，非貨幣成本（雖然難以測量，但是很好理解的變數）往往讓我們很難做正確的事情：即聽從醫師建議，做出對自己、家庭和社區最有益的事。

第四章

湯姆・布雷迪、過動症與嚴重頭痛

大家可能聽過很多對波士頓人的刻板印象，也許是口音、開車或是熱愛Dunkin' Donuts。然而，聽起來最符合現實的是我們對職業運動隊伍的狂熱——至少我們兩個住在波士頓的非本地人是這麼認為。波士頓人尤其熱愛新英格蘭愛國者隊（New England Patriots）。也許你沒聽過，但這是一支非常成功的美式足球隊，二十個賽季都由「史上最偉大的四分衛」湯姆・布雷迪（Tom Brady）領軍（這個頭銜可能有待商榷）。

我們還在波士頓的醫院當菜鳥醫師、四處巡視病房的時候，布雷迪和愛國者隊正忙著稱霸NFL，奪得數不清的超級盃（Super Bowls）冠軍（我們還在患者的病床前觀賞過幾場比賽呢！）。「傳奇」和「英雄」這兩個詞甚至難以盡述波士頓人眼中的布雷迪。即使他在二〇二〇年離開愛國者隊，改為坦帕灣海盜隊（Tampa Bay

Buccaneers）效力之後，他仍是大家討論的話題和新聞報導的寵兒。

毫無懸念，如今的布雷迪已然是四分衛大名人；不過，他在一九九五年展開大學校隊生涯的時候，很少人能料想到他在美式足球史上有多重要。布雷迪還是高中頂尖球員的時候，就被密西根大學（University of Michigan）錄取。不過，他剛上大學的時候還不是明星球員，只是排名第七順位的四分衛。布雷迪很渴望大展身手，身為一名運動員，他也努力鍛鍊自我。他被選為「紅衫球員」（redshirt）：四年的大學體育生涯延到大二再正式開始，這樣大一的時候即使跟著球隊一起訓練，也可以同時發展運動和學術領域。身為大學的紅衫新鮮人[15]，布雷迪孜孜不倦地進行訓練，也參與運動心理學家安排的課程。到了大三，他成為首發四分衛（starting quarterback），後來被選上為愛國者隊效力。

這位排在第一百九十九順位的新秀，一開始只是愛國者隊第四順位的四分衛，後來卻成為美式足球界和波士頓的傳奇人物。

這個故事點出一個問題：布雷迪在密西根大學當紅衫球員的那一年，對他的職業生涯影響多大呢？在反事實的世界裡，如果他沒有多花一年的時間提升自我，那麼他還會被NFL選上、擁有現在的成就嗎？除非我們能像麥弗萊一樣改變過去，否則無法得知結果會是如何。不過在菁英等級的職業體壇中，所有的球員都是佼佼者；所以多一年的時間成長，也許就是區分職業選手與無名小卒的關鍵。

某些年輕運動員可能也會像布雷迪在一九九五年那樣，多花一年的時間進行訓練。那麼，我們要怎麼知道多一年的訓練對他們是否有益呢？我們不能只研究大一的紅衫球員，看看他們是否更有可能加入NFL，因為影響結果的因素非常多，像是：校隊裡還有哪些球員？運動員承受了哪些學業、社會或身體上的壓力（受傷等等），導致他決定先當紅衫球員？此外，我們也無法合理進行一場隨機試驗，畢竟沒有教練會讓我們擲硬幣決定球隊的首發陣容（雖然這對我們來說，可能會很好玩）。

你可能已經猜到，自然實驗能解釋在職業體壇具備額外經驗的價值。在一九八〇年代，數篇探討職業冰球選手的研究也利用了生日效應（麥爾坎·葛拉威爾〔Malcolm Gladwell〕的著作《異數》〔*Outliers*〕推廣了相關研究），而且跟我們的流感疫苗研究結果很像。年輕的冰球選手剛好是依照出生年份進行分組；也就是說，一月出生的小孩會跟一群幾乎都比他們年幼的孩子一起打球。平均來說，一月出生的小孩會比同組的孩子年長五到六個月，甚至比同年十二月出生的孩子大將近一歲。孩子還小的時候，光是幾個月的年紀差距，就會讓身心發展程度出現明顯落差。對於冰球選手來說，年紀大一點就等於多了好幾個月的溜冰經驗，而且也會經歷一到兩次的快速生長期。

「相對年齡效應」（relative age effect）造成的結果是：幼年時期就擅長打冰球的年長孩子（因為他們比同儕年紀更大、發展更健全）更能加入競爭激烈的聯盟，得到精進球技的機會，並成為更厲害的球員，讓他們擁有更多機會追求卓越。因此研究人員推測，這就是年初出生的職業冰球選手佔比極高的原因。在一九八二到一九八三年間的賽季（研究人員研究的賽季），國家冰球聯盟（National Hockey League）有六十二．八％的球員在一到六月出生，而七到十二月出生的球員僅佔三十八．二％。

研究人員也在美國職業棒球大聯盟（Major League Baseball）和歐洲的職業足球俱樂部找到類似的證據。一項調查德國網球選手的研究發現，比賽層級越高，相對年齡效應的影響也會更明顯。根據這項研究，進入排名的選手當中，有二十九．六％生在一月、二月或三月；在地區最佳選手當中，這個比例提高到三十八．一％；在全國頂尖選手當中，這個比例提升至四十二．一％。

換句話說，某些競技運動選手只因「出生逢時」就享有優勢。然而，相對年齡效應在體壇之外還有哪些影響呢？

不管在哪裡，只要年齡分界果斷地把孩子分到不同群體，那就會產生一種情況：某些人的年紀比較大，有時甚至大很多。最明顯的例子就在學校裡面，如果某個州規定上幼稚園大班的小孩必須「在九月一日之前滿五歲」，那麼這個班的小孩年紀差距最多可差一年。八月三十一日出生的小孩會比前一年九月一日出生的孩子小三百六十四天，但是他們都屬於同一個班級。

對於這麼年幼的孩子來說，多活一年非同小可。在年滿五歲的班級當中，年紀最大的孩子在地球上的經驗，足足比年紀最小的孩子多了二十％，身體的發育差距就更不用說了。然而，老師和學校制度卻不管出生月份，對班上所有小孩抱有相同的期望。大人教導他們相同的課程，用同樣的指標進行評估，又期望他們擁有相同的表現。我們期待年紀相差二十％的孩子，能展現出相同的行為和學習成效，這恐怕一點也不合理。但是在某種程度上，我們卻必須這麼做，而我們也確實做了。

我們當中某些人（巴普、哈佛大學的同事提摩太·雷頓〔Timothy Layton〕、麥可·巴內特〔Michael Barnett〕以及泰內爾·希克斯〔Tanner Hicks〕）想知道相對年齡效應會為學齡兒童的健康帶來什麼樣的影響。我們特別想知道相對年齡效應是否會影響注意力不足過動症（ADHD）的診斷率，這項疾病的特徵是注意力不集中、過動和衝動。過去幾十年來，學齡兒童的過動症診斷率持續成長。二〇一六年，美國疾病管制中心估計大約九．四％兩歲到十八歲的兒童（十二．九％的男孩和五．六％的女孩）被診斷為過動症。

我們的假設是：如果年紀相差一歲的孩子坐在同個教室，而老師和父母對他們抱持相同期望的話，那麼年紀較小的孩子會比較難達到期望。他們很難一整天坐在書桌前集中精神，抑制衝動行為，但這只是因為他們比較年幼而已。然而，老師卻更有可能擔心這些孩子有過動症，這份擔憂傳達給父母之後，孩子最後可能就會去看醫師。現在醫師只要聽到某個孩子跟同儕相比，行為較不受控的話；他們就會先想到過動症，也更容易提出過動症的診斷，甚至開立藥物。

我們並非第一個考量相對年齡會影響過動症診斷的人，先前的研究已提供一些證據支持我們的假設。不過，有的研究仰賴訪問調查的數據（不如實際診斷可靠），而且剛入學的兒童樣本數不夠多，研究範圍也不在美國；有的研究探討老舊的數據，恐怕無法反映目前的醫療實務。話雖如此，這些早期的發現仍具備足夠的說服力，推動我們繼續前進。

在上一章，我們運用一座大型保險理賠資料庫進行流感疫苗研究；這次也是一樣。我們透過同一座資料庫，研究二〇一二到二〇一四年間讀幼稚園大班的美國兒童資料，一共有四十多萬名。由於我們知道這些兒童住在哪一州，所以我們可以觀察他們的生日跟該州的大班入學年齡截止日距離多遠。舉例來說，我們在收集數據的時候，就發現美國有十八個州將九月一日設為截止日；也就是說，八月出生的孩子上幼稚園大班的時候剛滿五歲，而九月出生的孩子則快滿六歲。

如果僅根據小孩生日的話，那麼過動症的風險應該跟流感一樣，不會出現明顯的生理差異才對。所以，我們依照孩子的出生月份進行分組，並假設他們是彼此的反事實；也就是說，九月出生的孩子如果改成在八月出生的話，他遇到的事情會跟原本八月出生的孩子一樣，反之亦然。因此，如果我們發現某月出生的孩子跟其他月份出生的孩子相比，過動症的診斷率有所差異的話，我們就能推斷這是外部因素導致的結果，而非與生俱來的特質。

我們根據這個直覺，比較了八月和九月出生的孩子之間的過動症診斷率。我們的假設是：若是九月一日為入學年齡截止日的州，八月出生的孩子（班上年紀最小）會比九月出生的孩子（班上年紀最大）更有可能被診斷成過動症。

以下是我們的發現：在九月一日為入學年齡截止日的州當中，八月出生的孩子跟前一年九月出生的同班同學相比，前者的過動症診斷率和治療率足足高出三十四％。

這項發現難道就是相對年齡效應導致的嗎？看起來有可能，但是我們想看看能否找到進一步的佐證。一共有兩種方法，第一個方法是：我們在九月一日為入學年齡截止日的州當中，分別比較七月和八月出生的孩子，以及九月和十月出生的孩子，以確保八月／九月組的過動症診斷率差異不會出現在其他組別。畢竟，只要我們的假設正確，我們就不會在七月／八月組或九月／十月組看到很大的差異，因為這群同班的孩子跟彼此的年紀差距，大概就只有幾週而已。

第二個方法是：我們去觀察入學年齡截止日並非九月一日，而是可能落在八月一日或十月一日的州，再比較看看八月和九月出生的孩子。以這些州來說，八月和九月出生的同學平均年紀只差一個月，所以過動症診斷率的差異應該不大。如果八月和九月出生的孩子之間真的出現明顯的差異，那就代表還有其他因素在起作用，而非只有學校的入學年齡截止日而已（舉例來說，情況可能跟接種流感疫苗一樣，八月出生的孩子更有可能需要每年多看一次醫師，所以更有可能讓醫師診斷出過動症）。

上述分析的結果是什麼呢？在九月一日為入學年齡截止日的州，不管是七月／八月組，或是九月／十月組，兩組內部的過動症診斷率都沒有顯著差異。在入學年齡截止日並非九月一日的州當中，八月和九月出生的孩子之間也沒有明顯差異。

綜合以上所述，這個分析結果應證了我們一開始的假設：相對年齡效應真的會影響兒童的過動症診斷率。

我們還可以做更進一步的研究。雖說兒童的相對年齡效應會影響過動症診斷確實有道理，但如果相對年齡效應也會影響氣喘、糖尿病等疾病診斷的話，那就不太合理了。過動症的診斷主要依據孩子跟同儕相比的行為差異，但是上述這些疾病的診斷並非如此，判斷依據更客觀（氣喘可透過肺功能檢查判定，而糖尿病患者則是靠血液檢查）。如果我們發現，八月和九月出生的孩子確實有氣喘或糖尿病確診率的差異，那對我們來說就是警訊了。因為這就代表八月和九月出生的孩子之間，一定還有其他潛在的生理差異。

因此，我們再次進行分析，但這次觀察的是氣喘、糖尿病和其他幾種疾病的確診率。還好結果不出所料，在八月和九月出生的孩子之間，這些疾病的確診率並沒有明顯差異。

此外，關於過動症的研究，我們並未在診斷率止步。只要有診斷，治療就會隨之而來。被診斷出過動症的兒童究竟用藥情形如何，我們對此很感興趣。通常開立的藥物是利他能（Ritalin）和阿德拉（Adderall）等興奮劑。若是使用得當，這些藥物有助於鎮靜過動和提升注意力；但是也會有抑制食慾的風險，並造成精神和睡眠障礙。

我們的問題是：年紀小的兒童跟年紀大的同儕相比，前者是否更有可能接受這些藥物治療？事實證明確實如此，而且差異非同小可。雖然同樣被診斷出過動症，但是八月出生的孩子跟九月出生的孩子相比，前者平均多接受了一百二十天的藥物治療。

換句話說，年紀較小的過動兒接受了更嚴格的治療。然而，我們先前的研究已指明，根本就沒有明顯的生理因素，讓人非得這麼做不可。除此之外，醫師似乎不會依據孩子的相對年齡來修正診斷結果。

身為臨床醫師的我們得承認，我們完全可以猜到為什麼會這樣。隨著年紀較小的孩子漸漸長大，他們的行為似乎就會「改善」，於是醫師和父母就會合理地將其歸功於藥效，導致他們一次又一次地開藥。然而，孩子行為改變的真正原因可能只是長大而已，他們跟同儕之間的相對年齡差距開始縮小。隨著孩子年紀漸長，這個現象也變得越來越明顯：五歲和六歲孩子之間的相對差異，會比九歲和十歲孩子之間的差異更大。

稍早我們提到了一項重要的統計數據：男孩的過動症確診率是女孩的兩倍。過動症可以分成好幾種，分別是過動型和注意力不集中型。如果是過動型的話，性別之間的差異就更明顯了：男孩足足是女孩的四倍。

為了探討相對年齡對男孩和女孩的影響有什麼差別，我們再做了一次原本的分析，但這次是分開觀察性別。男孩的相對年齡效應似乎比女孩更強；不過，考量到男孩在過動症診斷的佔比較高，所以這項發現應該不令人意外（女孩的相對年齡效應太小了，甚至沒有達到統計顯著性的標準）。

到底是怎麼回事呢？我們也很難斷言。有可能是因為男童的發育差異更明顯，因此跟幼稚園大班的女童相比[16]，一歲的年紀差距會造成男童之間更大的發育鴻溝（至少大家是這麼認為）。由於過動症在男孩身上更常見，所以這可能也導致老師、家長和醫師更容易關切大班男童是否有過動症。不過，對象如果是大班女童的話，他們就會先持保留態度，觀察這孩子一整年的進展；說不定這段期間，她就會「追上」同儕。

早在這項研究於二〇一八年發表之前，過動症診斷和治療的最佳實踐早已吵得沸沸揚揚。如果有九．四％的孩子被診斷出過動症，那是不是代表診斷太頻繁了？我們對幼童的在校表現是否抱持著不切實際的期望？到底什麼才叫「正常」行為？我們是否需要重新思考整體的幼兒教育方針？

這項生日研究為如火如荼的辯論新增一個警訊：入學年齡截止日等隨機因素可能會導致過動症的過度診斷和過度治療。

相對年齡效應也會反映在其他健康層面。根據一項英國研究顯示，同屆年齡最小的學童不僅更容易被診斷出過動症和智力障礙，而且也更有可能被診斷出憂鬱症。根據加拿大艾伯塔省（Alberta）一九七九到一九九二年的數據回顧顯示，在二十歲以下的自殺人口當中，在班上年紀排行後半段的學生就佔了五十五．三％，比例相當高。此外，另一項挪威研究發現，跟同屆學生相比年紀較小的話，青少年懷孕率也會比較高。

研究已證實，相對年齡效應不只會影響孩童的健康，更會影響課堂表現。在一項英國兒童（其入學年齡截止日為九月一日）的研究當中，研究人員發現，八月出生學童的標準化考試成績一直比九月出生的同儕低。他們稱這種效應為「八月出生的懲罰」

（August birth penalty）。在這項研究當中，雖然這種效應在十八歲的孩子身上也看得到，但是對年紀最小的孩子（五歲）影響最明顯。研究人員考量了其他潛在因素之後（例如：班上其他小孩何時出生，孩子何時加入班級，或者是否有轉學），他們的結論是：「八月出生的孩子在關鍵階段（Key Stage）考試的表現明顯不如九月出生的孩子，背後的原因純粹就是他們參加考試的時候，比九月出生的孩子小了將近一歲而已。」

一群經濟學家曾對佛羅里達州的兒童進行一項研究，成果也很類似：八月出生的孩子的標準化考試成績比九月出生的孩子低，之後的分析更說明相對年齡效應如何影響孩子的教育生涯。跟九月出生的孩子相比，八月出生的孩子更有可能被診斷出行為、認知或是身體障礙，也更有可能參加閱讀或數學補救課程。八月出生的孩子比較不可能讀資優班，也不太可能修習進階的閱讀或數學課程；他們比較不可能註冊大學先修課程（Advanced Placement），也較難從高中準時畢業。整體來說，即使調整了性別、種族和母親的教育水準等因素，這個效應仍未消失。

那麼，我們該怎麼理解這些情況才好呢？讓我們再回到布雷迪的例子。布雷迪因為成為紅衫球員，所以他在正式展開大學美式足球生涯之前，多了一年的時間精進自我。我們無法確切得知那一年的影響有多大。然而，就算影響很小，其實我們也不難想像這可能會決定布雷迪是否成為當年NFL選秀（共二百五十四位球員入選）第一百九十九位入選的球員，或是根本沒入選。也許少了那一年的紅衫球員生活，布雷迪就不會成為今天家喻戶曉的人物。

就算不是美式足球迷，你大概也會好奇對於八月出生的孩子來說，多一年的準備時間會有什麼影響。布朗大學的經濟學家艾蜜莉．歐斯特（Emily Oster）在她的著作《家庭企業》（*The Family Firm*）提出一個引人深思的問題：父母是否應該讓夏天出生的五歲小孩穿上「紅衫」，也就是晚一年再入學？一面來說，這會避免孩子面對相對年齡效應的不良後果；但是另一面來說，父母也得好好考慮讓孩子多出一年的時間，是否會比準時入學並承擔相對年齡效應帶來的風險更好。目前答案依然懸而未決。

從健康的角度來看，相對年齡效應的核心強調兩個重要觀念。第一點我們已經討論過了：孩子跟同儕之間的年紀差距會長期影響健康和學習成果。第二點可能比較不明顯，這個觀念著重於診斷在醫學領域的重要性，並關注診斷包含主觀成分的時候，可能會出現哪些問題。雖然對於職業冰球選手來說，相對年齡效應只不過是耐人尋味的雞毛蒜皮；然而，不管是在幼稚園的大班教室，或是給五歲小孩開立興奮劑處方藥物，相對年齡效應在其中的影響力非同小可。雖然有人可能會把我們的研究結果解讀成：相對年齡效應導致九月出生的小孩的過動症診斷率低於實際數字；但是這篇研究真正指明的是：八月出生的孩子更有可能遇到過度診斷和過度治療。

明明未罹患某種疾病，但是醫師卻過度診斷——這個問題的範圍恐怕遠遠超過病例卡上的一行字，或是一、兩種沒必要的處方藥。過度診斷會讓病人踏上一條漫漫長路，之後一連串的事件可能也會影響多年的照護過程。即使診斷的根基不可靠，疾病的診斷和治療仍有可能一直延續下去。

說白一點就是：確實有很多八月出生的孩子被準確診斷出過動症，也從治療當中獲益匪淺。不過，我們在研究中發現的相對年齡效應指出，某些八月出生的孩子如果生在九月的話，大概就不會被診斷成過動症了。有些孩子「長大」就康復了，有些則不然。

事實是，即使患者本來就不該踏上某條醫療之路，但是他們一旦上路，就很難轉向了。巴普、巴內特和奧蘭斯基的某篇研究顯示，急診室的患者如果遇到習慣開立鴉片類止痛藥的醫師，那麼他們不僅更有可能得到這類的藥物治療，而且從急診室回來之後，仍會服用鴉片類藥物很長一段時間。某些病人的情況確實也隨著時間推移有所改善。不過，有些病人接受長期的鴉片類止痛藥治療，並非因為疼痛惡化或是背後的成因變嚴重，純粹只是他們剛好遇上某位醫師而已。

哈佛醫學院學生石卓（音譯，Zhuo Shi）、哈佛醫師暨研究員阿提夫・梅羅特拉（Ateev Mehrotra）和巴普等人進行的一項相似研究顯示，上呼吸道感染的患者去緊急護理中心治療時，如果剛好遇上習慣開抗生素的醫師（雖然絕大部分的感染都是病毒引起，抗生素根本幫不上忙），那麼他們就更有可能得到抗生素治療。這並不稀奇，但真正讓人訝異的是，這些患者如果後來又感染的話，他們會更容易得到抗生素治療，而且醫師還是不同人。這些病人之前服用抗生素「有效」的話，他們也更有可能尋求並接受抗生素治療。

抗生素其實跟鴉片類藥物一樣，某些（也許是大多數）患者不用也會好轉。這也會產生另一種結果：倘若患者在緊急護理中心看的是另一名醫師，開藥習慣不一樣的話，他們一輩子服用的抗生素可能會更少。

我們之前提到，過動症診斷的其中一項挑戰是主觀性[17]。過動症會出現過動、衝動和注意力不集中的狀況，如果你去看一下相關症狀的完整清單，就會知道主觀問題如何影響診斷了：動來動去、坐不住、不看場合到處跑或爬來爬去、很難安靜玩耍、總是精力旺盛、話太多、很難乖乖排隊、急著搶答、打斷別人說話、不會注意細節、粗心犯錯、很難保持專注、似乎沒在聽人說話、很難規劃事情、無法依序完成任務、落東落西、容易被無關的事物打岔，或是進行日常活動時很健忘。

姑且先不論五歲小孩（或是像我們這樣焦躁的大人）有這些症狀是否異常，我們都能同意幼稚園大班和小學一年級的孩子常常坐不住。他們玩耍的時候會發出噪音、到處亂跑，有時候也會無視大人。由於過動症缺乏多數疾病的客觀診斷標準（像是實驗室檢查、影像檢查或是生理檢查），所以我們會自然而然地比較孩子和同儕的情況，導致相對年齡效應趁機影響了老師、醫師和家長的判斷[18]。

我們很同情兒科醫師。雖然他們盡全力運用手上的資訊，但過動症的診斷過程往往充滿挑戰。就連收集小孩身上的準確資訊也很困難，畢竟這些往往都是父母或照顧者提供的第二手資訊。就算醫師手上有大量的數據，他們還得找出直接相關的數據點，這種工作一點也不讓人羨慕。

若是有客觀的評估方法，像是量測血壓和細胞數量等明確數據，這樣似乎就能更好做出診斷了——真的是這樣的話就好了。就算掌握了所有正確資訊，符合特定症狀或實驗數值的疾病恐怕也不少。此外，同一種疾病在每個患者身上的症狀可能也不盡相同。對於某個病人來說，心肌梗塞可能會引起胸骨下方壓迫性疼痛，伴隨冒汗和呼吸急促等症狀。但是對於另一個病人來說，症狀可能是胃灼熱、消化不良、頸部疼痛或是手臂疼痛（這些症狀比較少見，但確實會出現）。最後，我們醫師得彙整手上所有的數據，整理出一個答案。我們會結合有意識的推理（conscious reasoning）和潛意識的模式識別（pattern recognition）來找出答案。這是一段人為過程；換句話說——這段過程很容易受到各種偏見和心理捷徑影響，導致我們走上錯誤的道路。

過動症的相對年齡效應是一種偏見範例，這在行為科學領域稱作「直觀推論法」（representativeness heuristic）。運用一套所謂的「正常」行為來比較所有大班學童，比起尋找每個小孩在一般發育時間軸上的位置更容易。我們的大腦使用「捷思法」（heuristics），也就是某種心理捷徑，將看似同類的事物賦予相同的期望。直觀推論法會告訴我們「大班的孩子就是應該這麼表現」，進而掩蓋一個事實：大班的小孩既然彼此相差將近一歲，那麼行為各異也是在預料之中。捷思法在日常生活中非常實用：即使我們沒有去過某家雜貨店，但還是可以安心假設那間店會賣雞蛋和牛奶——畢竟雜貨店通常都會賣。不過，捷思法如果用在過動症和其他地方（像是手術室，我們會在第八章討論），反而會產生棘手的偏見。

「可得性偏誤」（availability bias）是導致診斷出現偏差的另一個例子。倘若我們根據最近的經驗進行評估，就會出現這種情況。著名的行為科學家阿莫斯·特維斯基（Amos Tversky）和丹尼爾·康納曼（Daniel Kahueman）曾做過一項經典的研究。他們要求受試者先想像一段常見的英文文字，並請他們想一想其中的字母 r。接著，他們問受試者字母 r 更有可能是單字的第一個字母還是第三個字母。他們也拿字母 k、l、n 和 v 進行相同的實驗。研究人員並非隨意挑選字母：因為這些字母其實更常排在英文單字的第三位，而非擺在開頭。

然而，多數受試者的看法恰好相反，他們認為這些字母更常出現在單字的開頭。這就是可得性偏誤導致的結果。想出 r 開頭的單字比想出 r 排在第三位的單字更容易。在我們心目中，字母 r 開頭的單字「可得性」更高。

加州大學洛杉磯分校（UCLA）的醫師暨經濟學家丹．利（Dan Ly）做了一項研究，說明可得性偏誤如何影響醫師的診斷推理（diagnostic reasoning）經過。這篇研究觀察了七千三百多位醫師的紀錄，並查看他們診斷肺栓塞的情況（肺栓塞是積在肺部的一種血塊，會導致呼吸急促）。根據平均資料，在榮民醫院急診室的呼吸急促患者當中，醫師會對大約九％的患者進行血液檢查或電腦斷層掃描。然而，醫師若診斷出一名患者有肺栓塞，就會對之後的患者更頻繁地進行檢查。診斷出一例肺栓塞後的十天之中，醫師會多檢查一．四％的患者，之後才會回歸平均值。雖然這項百分比的變化不大，但是美國每年前往急診室就醫的人次估計高達一億三千萬；也就是說，可得性偏誤會導致每年多出好幾萬次的掃描。

我們可以合理假設，在後來就醫的患者跟第一個病例之間，彼此的症狀並不相關。第一例並不是栓塞疫情爆發的零號病人（而且說真的，栓塞根本不會傳染）。醫師開始更頻繁地檢查肺栓塞問題，僅僅是因為最近診斷出一個病例。在他們心目中，肺栓塞的「可得性」更高。

（在接下來的章節中，我們會大量討論認知偏誤，並探討它們如何影響醫師的行為。現在我只想說，即使我們接受了醫師所需的完整訓練，仍然會犯下心理捷徑導致的失誤。）

格普利特·達利瓦（Gurpreet Dhaliwal）強而有力地論述醫師如何進行診斷，以及偏見在其中扮演的角色。達利瓦在加州大學舊金山分校（University of California, San Francisco）執業和教學，診斷技術相當純熟，是同業醫師口中的「臨床大師」。他在《美國醫學會雜誌》（*The Journal of the American Medical Association*）上寫道：「大多數的學生和醫師不必多想，就能透過人類天生的神經迴路進行推理，針對需要診斷和行動的大量情況做出合適的判斷。」然而，也正是這種天生的神經迴路導致我們走心理捷徑，因而形成認知偏誤。達利瓦表示，這個問題的解答是醫師全神貫注於診斷推理的過程，「將其視為一項值得精益求精的手術」。唯有如此，我們才能漸漸克服天生的傾向，不受偏見左右。

換言之，除非你意識到自己有偏見，不然前一名患者仍會影響你診斷下一個病人的方式。如果不好好考慮相對年齡對判斷力的影響，你就無法準確診斷出年輕患者在學校的行為問題背後的原因。

身為父母，我們很容易一看到孩子的行為就問：「這對三歲小孩來說正常嗎？」但是我們卻忘了，不只「正常行為」的範圍很廣，就連在「三歲小孩」（「幼稚園大班」

或是「小學一年級」）的班上，年齡範圍也很廣。

我們並沒有暗指老師、兒科醫師和家長已經不會這麼做了——很多人都還是一樣。數據指出，在老師、家長和醫師形成的圈子裡，相對年齡效應（加上直觀推論）依然佔優勢。不過，既然診斷和治療是醫師的責任，那麼運用工具來提醒醫師留意相對年齡的話，可能會很有幫助。

這樣也能多出一些容易的解決方案。舉例來說：電子健康紀錄可以標記出班上年紀較小的患者。如此一來，兒科醫師聽到對方有某些異常行為的時候，就能依據正確的情況做解釋。

—

診斷錯誤（diagnostic error）是醫學界廣為人知的問題，而過度診斷（診斷病人罹患某種疾病，但其實對方根本沒事，或是他的情況不太可能導致健康問題）就屬於其中一種。診斷錯誤也包含「診斷不足」（underdiagnosis），也就是忽視真正的問題，把它解讀成正常情況，例如：以為病人只是會打呼而已，但實際上他們患有阻塞性睡眠呼吸中止症（obstructive sleep apnea），應該好好治療才對。除此之外，診斷錯誤也包含「誤診」（misdiagnosis），例如：主動脈剝離（torn aorta）的患者被診斷成心肌梗塞；這是兩種截然不同的情況，雖然症狀可能相似，但是治療方法完全不一樣。任何一種診斷錯誤都可能導致患者接受不必要的治療，或是錯過必要的治療。這兩種情況都可能導致嚴重的問題，甚至會致人於死地。

二〇一五年，美國國家醫學院（National Academy of Medicine）發表了一篇由醫師和研究人員共同完成的大型報告，內容與改善醫療診斷有關（爆料一下：巴普是其中一位作者）。報告小組調查了多年來的研究，最後得出的結論是：診斷錯誤一直都是（也依然是）常見的醫療缺失。在門診求醫的美國成人當中，大約有五％會遇到診斷錯誤；而診斷錯誤可能導致近十％的死亡個案，並造成近十七％的院內不良事件。這些數據指明，大多數人在人生的某個階段，都會經歷過一次診斷錯誤，甚至可能會因此經歷生死關頭。

我們兩個當醫師很久了，足以肯定地告訴你們：雖然我們已經盡了全力，但還是會在診所或醫院犯下診斷錯誤，有的錯誤甚至招來嚴重的後果。就算是更聰明、更博學、更有能力的同事，大家也都犯過診斷錯誤。身為醫師，不犯錯是我們的職責；但萬一犯了錯，最好的情況是叫人學習謙卑，但最壞的情況會讓人徹底崩潰。由於每天都有數百萬名患者在醫療場所來來去去，因此出現診斷錯誤的可能性太高了。

診斷錯誤相當常見，我（克里斯）在工作之外的場合也親眼見過。

次子出生後不久，我和妻子艾蜜莉（Emily）便從醫院返家。那時，她經歷了這輩子最劇烈的頭痛，甚至嚴重到讓她無法思考，這次的情況跟以前完全不一樣。由於我曉得產後女性的腦出血風險較高，可能會出現劇烈的「雷擊性」（thunderclap）頭痛，於是我便開車送艾蜜莉前往距離最近的急診室。

急診室人員一聽到艾蜜莉剛生完孩子，而且頭痛很嚴重，便立刻帶她去做電腦斷層掃描，看看腦部是否有出血。由於這種狀況（正式名稱為腦出血）需要迅速治療，因此負責解讀掃描結果的放射科醫師就做了「初步判讀」（wet read），也就是立刻查看掃描結果，看看是否有危及性命、分秒必爭的情況（例如出血）。艾蜜莉的掃描結果顯示她的腦部沒有出血，看起來一切正常。真是鬆了一口氣！

但問題是艾蜜莉的頭痛依然很嚴重，她需要正確的診斷結果，醫師表示「有可能是偏頭痛」並開了止痛藥給她。大約半小時之後，艾蜜莉的頭痛稍微好轉，她只想躺下來等待症狀退去。於是我帶她回家，而醫院也提醒我們（大多數病人也是如此）記得跟她的主治醫師回報狀況。

頭痛的情況稍微改善，但是並沒有消失。艾蜜莉還是很不舒服。除此之外，她並沒有偏頭痛的病史，因此她對診斷結果感到懷疑。她從急診科的患者入口網站上調閱病歷，察看她的電腦斷層掃描報告。除了一開始的「初步判讀」之外，放射科醫師也已經重新看過掃描並仔細檢視。這次病因很明顯：艾蜜莉頭部一側的鼻竇似乎被堵住了。堵塞阻礙了排液，導致壓力堆積，讓她痛苦難耐。這比偏頭痛的診斷更能解釋她的頭痛成因。

由於她知道這個問題需要進一步處理，因此隔天她去看了耳鼻喉科醫師。醫師看到掃描結果之後，立刻開立治療鼻竇感染和幫助排液的藥物。後來，我們發現堵塞是因為長了一顆腫瘤，所以也動了手術把它切除。還好那顆腫瘤是良性的。

艾蜜莉現在過得很好，她再也沒有劇烈頭痛了。所幸誤診並沒有為她帶來長期的傷害。她本身也是通曉醫學的人（她是藥劑師），而且又嫁給了可以幫忙解讀電腦斷層掃描影像的老公（雖然我主要專精的區域在肺部就是了）。

不過，另一種情況也不難想像：她沒有回去再看一次電腦斷層掃描報告。她會以為自己得的是偶發性偏頭痛，隨著感染消退（通常都會這樣），她可能也會慢慢好轉。電腦斷層掃描的最終結果可能會靜靜地躺在她的病歷中，直到有人恰好發現（如果有人看到的話）。我們可能好幾個月、好幾年，甚至是一輩子都會以為她有偏頭痛——但實際上是偶發性鼻竇阻塞引起的不適。

——

美國國家醫學院的這份報告指出，診斷錯誤的來源有很多種，包含「臨床醫師、患者和家屬之間的合作與溝通不當；醫療保健體系設計欠佳，難以協助診斷過程；提供臨床醫師診斷成果的意見回饋不多；文化本身不鼓勵公開透明和揭露診斷錯誤，導致醫師無法從錯誤中學到教訓，難以改善診斷結果」。

艾蜜莉的經歷正好符合其中幾項。不過我們應該指明，每個人都做了分內的基本工作：急診室醫師評估症狀，排除了危及生命的緊急情況；放射科醫師的初步判讀正確診斷出大腦沒有出血，後來的報告也提到鼻竇有問題（何況這位醫師的任務其實只有檢查艾蜜莉的大腦而已）。

真正的問題在於溝通。電腦斷層掃描報告沒有及時送到急診室，不僅未能影響艾蜜莉的即時治療，甚至也沒有送到她手上。雖然報告可能過幾天就會送到她的主治醫師手上，但她若沒有回報頭痛依舊或是情況惡化，這份報告恐怕也不會太快發揮功用。

除此之外，過度操勞的急診室醫師不太可能知道自己漏診（missed diagnosis），因此他們也很難從艾蜜莉的案例當中學習並改進。即使是世上最厲害的急診室醫師和放射科醫師，也很有可能遇到類似的狀況，這麼說一點也不誇張。

這種常見的情況令人苦惱不已：醫師就算誤診也永遠不會曉得，因為這個體系根本沒有為醫師的診斷成果提供意見回饋。對於我們這些在醫院執業的醫師來說，通常只有問題立刻浮上檯面的時候，我們才會發現自己做了錯誤的診斷。一旦病人出院，我們也只能祈禱自己的診斷是對的。

某項研究估計，每年有上萬名美國聯邦醫療保險（Medicare）所保障的患者從急診科回家之後，不到一週就死了。即使一週之內很可能冒出了其他新的問題，但漏診恐怕是導致許多死亡案例的主因。我們很肯定，看過這些患者的醫師會想了解哪些人回家後就死了——這樣他們才能避免未來重蹈覆轍。只可惜，他們往往被蒙在鼓裡。

醫師得到意見回饋之後，他們可以改變自己行醫的作法。鴉片類止痛藥（包含醫師開立的處方藥在內）每年都導致上萬人因服藥過量而死，除了一些特殊情況之外，醫師開藥的用意是好的——因為他們想治療病人的痛苦。不過，他們也知道這種藥物對病人來說很危險。即使他們有安全開藥指南，也很難確切掌握該給病人開多少藥。

南加州大學（USC）的心理學家暨行為科學家傑森・朵科特（Jason Doctor）在一項研究中觀察醫師對意見回饋的反應，他和同事將聖地牙哥八百六十一名醫師隨機分成兩組：實驗組的醫師如果近期開立鴉片藥物給患者服用，結果對方卻因服藥過量而死，那麼該名醫師就會收到聖地亞哥醫檢師寄來的信件通知；然而，對照組並不會收到這樣的信。在往後的三個月當中，收到信的組別減少了九・七%的鴉片類處方藥用量，而對照組並未出現明顯變化。跟對照組相比，收到信的組別也比較不會讓病人開始服用鴉片類止痛藥。

雖然這項研究說明了「可得性偏誤」的作用（信件可能會讓醫師對於鴉片類處方藥的危害暫時提高警覺，但隨著時間流逝就會回歸平均）；但是它也清楚指出，醫師收到行醫習慣的意見回饋之後，治療患者的方式也會受到影響。這項研究透過告知死亡案例，讓醫師得知自己對鴉片類藥物的利弊評估是錯的。然而，要是我們全部的診斷和治療都會收到類似的意見回饋，那恐怕會讓人感到無所適從。不過，倘若我們能藉此更了解患者就醫後的情況，這也許會讓我們越來越進步。

我們倆的主要專長都是內科，負責預防、檢測和治療體內器官的疾病（不過，克里斯的次專科是肺部和重症醫學）。內科醫師往往對自己的診斷結果感到自豪；在克里斯受訓期間，一位住院總醫師曾打趣地說道：我們名字後面的 MD（Doctor of Medicine，醫學博士）實際上代表的是「做出診斷」（Make Diagnoses）。無論是解決診斷難題，或是診斷出錯綜複雜或難以捉摸的問題，很多醫師都會感到相當激動。然而，任何類型的診斷錯誤都會傷害患者；因此，好好了解診斷錯誤的來龍去脈，也許能讓我們避免將來重蹈覆轍。

不過，某些情況比較容易診斷。

你只需要受過一點基礎訓練就會知道，在雜貨店裡暈倒、沒有脈搏的患者是心臟驟停。我們都知道這名患者需要幫助，而且動作要快。實現這個目標並不容易。這種情況面對的挑戰不是只有診斷而已，還有就醫問題。心臟驟停的患者可能會在雜貨店、辦公室或是人行道上開始接受治療，過程可能涉及數十人。若是緊急醫療救護團隊在救護車上一邊照顧患者，一邊將他們送往醫院做完整治療，就醫路程可能也會橫跨好幾英里。

在下個章節，我們將搭乘救護車前往醫院（警示燈和警笛啟動！），深入探討一項自然實驗，它會告訴我們分秒必爭的道理。

第五章

馬拉松對健康有害嗎？

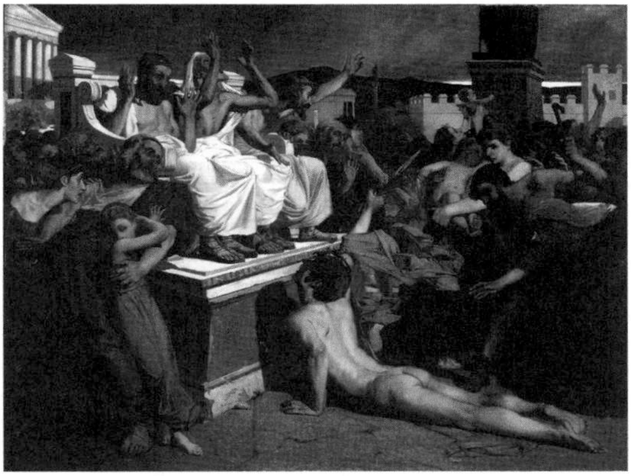

相傳西元前四百九十年，一位名叫菲迪皮德斯（Pheidippides）的希臘信使從馬拉松（Marathon）城大約跑了四十公里的路程回到雅典，傳達雅典人已打敗入侵的波斯軍隊的消息。結果宣布完消息之後，他便倒地不起，因過度疲勞而死。著名的法國畫家呂克—奧利維爾・默森（Luc-Olivier Merson）於一八六九年完成的畫作就是在講這段故事。

現代馬拉松的由來明明令人悲喜交加，卻還是無法阻止全球一百萬人參與此類賽跑。現代馬拉松的長度是四十二．一九五公里（大約是二十六．二英里），即使是世上跑最快的人也要花兩個多小時才能跑完。當然，這段流傳了兩千年的傳說究竟是真是假，以及這名信使到底是誰，現在依然眾說紛紜。這則故事的細節也常常被人遺漏：據說菲迪皮德斯從馬拉松城跑回雅典之前，就已經先跑了一百五十英里向斯巴達人求救；若是這樣，那麼他當然會力竭而亡。姑且先撇開古老的由來不談，我們可以很肯定地說，自從一八九六年首屆現代奧運舉辦從馬拉松城跑到雅典的比賽之後，馬拉松賽事的健康風險便為人所知至今。

如今，美國的馬拉松規模從幾百名參賽者的小型賽事，到佔據整座城市的大型比賽都有。紐約市的馬拉松比賽每年有五萬多名跑者、一萬兩千名志工和兩百五十萬名觀眾共襄盛舉，是全球規模最大的馬拉松賽事。此外，美國其他城市的馬拉松比賽也有上萬名選手和觀眾參與。

需求並非僅僅落在跑者身上：這些賽事可能會讓主辦城市陷入一片混亂，還得處理人流難題。主辦城市必須提前完成道路封閉計畫，並為跑者和觀眾安排公共安全措施。醫療服務是這些計畫重要的一環。菲迪皮德斯的故事指出一個事實：即使是最健康的運動員，馬拉松也會危害他們的健康，因為他們會把身體推到極限。此外，由於有成千上萬名參賽者，醫療團隊也得為各式各樣的潛在問題做好準備。肌肉骨骼受傷是家常便飯（例如腳踝扭傷），雖然這種情況鮮少危及性命，但受傷的跑者仍需要幫助和治療。不過，這類傷害並不是馬拉松醫療團隊最擔心的情況。

一九八六年的匹茲堡馬拉松在攝氏三十一度、濕度六十%的天候下舉行。由於醫療團隊知道高溫、高濕度的天氣會讓運動員更容易脫水和體溫過高（學術說法是運動型中暑），因此他們警告跑者要多喝水，而且不要在這種天氣嘗試跑出自己的最佳成績。每個里程標誌旁邊都設置了飲水站和急救站，醫療站則是位於跑道終點。一共有一百名醫師、四十名足科醫師、一百二十五名護理師、一百五十名醫學生、八十名急救醫護人員、數十名物理治療師和其他人員，以及二十四輛救護車待命，為大約二千九百名跑者提供服務。然而，這些準備工作都無法敵過天氣，許多選手老早就開始用走的，或是乾脆退賽。新聞工作者愛倫．珀爾瑪特（**Ellen Perlmutte**）在《內科醫師與運動醫學期刊》（*The Physician and Sportsmedicine*）寫道：

> 匹茲堡馬拉松原本應該是跑者之間的競賽，結果卻變成一場生存戰役，某些跑者和醫師甚至覺得根本不該參加這場比賽……到最後，二千八百九十七名參賽

選手當中，過半數的跑者皆因熱傷害（heat injuries）而接受治療。

一般來說，人體根本無法應付這種酷熱的馬拉松比賽（我們兩個當然也不行）。當然，人類也並非生來就能一口氣吃下幾十份加工熱狗，但是每年的七月四號國慶日，全美國都會關注康尼島（Coney Island）舉辦的「納森吃熱狗大賽」（Nathan's Hot Dog Eating Contest）。我們完全可以預測，這群選手會因為把胃撐到極限而生病[19]，跟不可能的任務打交道就是人類會做的事情。

正如納森吃熱狗大賽會為選手準備好水桶，馬拉松醫療團隊也設想到許多跑者會需要幫助，因此他們也做好了相應的準備措施。熱傷害可能會危及性命，急需立即處理，其治療方法是補充水分，有時候也會使用冷水浴。若是碰到寒冷下雨的天氣，跑者可能需要用終點站準備好的保溫毯來保暖身體。如果跑者喝的水比流失的汗水多[20]，那醫療團隊也會擔心水分過多的問題；他們也會擔心跑者虛脫（collapse）——這種情況在終點線很常見，而醫療帳篷往往也放在那裡。虛脫的起因通常是跑者突然停下跑步，大量血液都堆積在下肢，導致全身血液循環不順暢。虛脫通常很好治療，但有時也可能是嚴重威脅的徵兆，像是心肌梗塞或是心臟驟停等等。

馬拉松的醫療帳篷配置了各式各樣的設備和用品，以治療情況嚴重的患者。除了常見的急救用品外，目前的醫療指南也建議相關人員應配有心臟除顫器、氣管內管配件、輸氧治療用的氧氣、靜脈輸液、靜脈注射藥物、吸入器、生命徵象監測儀、血液分析儀和浸泡浴缸。

除此之外，還有一些威脅是醫療團隊無法預料的。二〇一三年，恐怖分子在波士頓馬拉松賽的終點線上引爆炸彈，在終點線照顧選手的醫護人員隨即為受害者進行治療。當天在帳篷裡工作的醫師蘇拉特・詹格（Sushrut Jangi）在《新英格蘭醫學期刊》（*The New England Journal of Medicine*）寫下他的經歷：「一名護理師跟我說，她還記得炸彈一爆炸，緊急救護員就衝向爆炸現場。她說：『我還來不及眨眼，他們就出發了。』很多醫師也跟了過去。醫師皮耶爾・魯齊爾（Pierre Rouzier）表示：『我看到一個頭部受創的患者坐著輪椅進帳篷之後，就決定前往現場。』他傳了一則告別訊息給妻子：**終點線有炸彈，我們得去幫忙**。他說：『雖然我不想死，但是外頭有人需要幫助。』」

醫務人員為受傷做好了萬全準備，即使傷勢嚴重也能處理；但他們預期的是這些傷勢會跟跑步有關，而非簡易爆炸裝置造成的創傷。儘管如此，他們還是用止血帶為血流不止的患者治療，並協助他們迅速前往附近的醫院接受完整治療[21]。醫院的急診室也為突然湧入的病人做好準備；但他們預期的是運動併發症，而非爆炸受害者。不過，他們還是有能力治療湧入的病患。

波士頓馬拉松爆炸案最終造成三人死亡，二百六十四人受傷。雖然很難量化估計，但是馬拉松醫療團隊如果沒有做好萬全準備，並獲得充足物資的話，恐怕會有更多受害者因傷勢過重而死。

波士頓馬拉松的準備工作大約在比賽前六個月就開始籌備了。比賽通常會在愛國者日（Patriots' Day）（四月的第三個星期一，麻州的當地節日）舉辦。位於地下碉堡內的麻州緊急事務管理局（Massachusetts Emergency Management Agency）負責規劃和管理，比賽當天的介入措施包含部署上萬名人員，以及保障跑者和觀眾公共安全所需的用品和設備。州立警察、國民警衛隊（National Guard）、聯邦調查局（FBI）、國土安全部（Department of Homeland Security）、拆彈小組、危險物品小組、公共衛生部（Department of Public Health）、紅十字會（The Red Cross），以及當地警察、消防隊和緊急醫療服務機構沿路坐鎮，各司其職地確保比賽能順利安全地進行。

不用多說，馬拉松在波士頓是一件大事。然而到目前為止，我們只談到馬拉松對於跑者的健康和服務團隊而言有什麼意義。但是波士頓還坐擁超過五十萬的人口，那麼其他人呢？

｜

幾年前，我（巴普）開車去了一趟波士頓市中心，去看妻子妮娜（Neena）參加五公里的慈善路跑。那次雖然不是波士頓馬拉松，但卻是妮娜第一次參與路跑活動，所以我想為她加油打氣。由於路跑動線剛好經過麻省總醫院，所以我打算把車停在那附近（我就是在這間大型教學醫院工作）。然而，我靠近醫院的時候，卻遇到一個問題：由於路跑的緣故，通往我平時停車位的道路被封起來了。我在附近繞了一圈，尋找醫院附近的停車格，但是卻找不到（畢竟這裡是波士頓，即使路況極好，停車依然是場惡夢）。最後我錯過了路跑，對於開車而不搭地鐵的決定感到自責。

錯過妮娜的路跑讓我覺得很難過。幾小時後妮娜一到家，我便向她解釋來龍去脈。妮娜雖然很失望，但是她也能諒解，畢竟她對波士頓的停車問題並不陌生。她停頓了一下，不經意地問道：「我在想，今天需要去總醫院的患者會發生什麼事？」

這句話讓我不禁思索：「其他需要去醫院的人怎麼樣了？」我們相信，在我想靠著自己跟麻省總醫院的關係，搶到一個好車位的時候，其他開車去醫院的人有更急迫的問題——也就是真正有性命之憂的患者。妮娜的五公里路跑距離相對較短，途中經過麻省總醫院所在的燈塔山（Beacon Hill），跑到劍橋（Cambridge）之後再繞回來。像波士頓馬拉松這樣規模更大的比賽，恐怕影響會更嚴重，不僅妨礙市內許多大型醫院的交通，而且時間也會拖更久。上萬名跑者固然會面臨受傷、脫水和過熱的風險；但是在大波士頓地區，好幾百萬人都有可能面臨常見的生命威脅——心肌梗塞、感染、中風等等，凡是你能想到的都有可能。

這個情況孕育出一場引人注目的自然實驗：我們能否測量馬拉松對「所有」患者（包含跑者與非跑者）的影響呢？

正如我們在前幾章所見，若要進行一場自然實驗，就必須具備一個條件：患者會被隨機分配到某一個組。馬拉松並非偶然發生，而是主辦城市和參與者事先就規劃好的。若是一名二十五歲的健康跑者在賽道上心肌梗塞，這個時間點絕非偶然：就是因為跑了馬拉松才會這樣。但是，對於我們這些不用跑步的人來說，在馬拉松比賽當天（而非前一天或隔天）心肌梗塞的話，就可說是機遇導致的結果。

一旦出現心肌梗塞，急救措施只要慢了幾分鐘就足以決定生死。我們的心臟提供全天候的服務，將血液和其中的氧氣、營養物質輸送到全身（當然也包含心臟在內）。如果心臟突然缺乏充足的血液（例如冠狀動脈阻塞），導致無法正常運作，心肌梗塞就會發生。不過在多數情況下，心臟仍然會繼續跳動，只是它會透過胸痛、心悸（感受得到心跳）、呼吸急促、脖子痛、頜痛、手臂痛、肩膀痛、噁心和嘔吐等症狀警告你：它出事了。如果心臟缺氧導致完全無法供血；或是心臟傳導異常，因而不能有效輸送血液的話，就會發生心臟驟停。心臟不輸血的話，大腦就會缺氧，導致人失去意識；倘若心臟無法恢復正常跳動，到最後人可能就會死亡。CPR、去顫電擊器、冠狀動脈支架或是緊急手術等介入措施可以幫助心臟恢復供血能力——但必須迅速執行才會有用。

考量到上述情況之後，我們現在來看看一名虛構患者的故事，姑且先叫他約翰好了。

約翰曾是個癮君子，今年八十二歲的他住在麻州的沃特敦（Watertown）。沃特敦是位於波士頓的郊區，只需過到查爾斯河（Charles River）的對岸，就有好幾間大型醫院可治療心肌梗塞。約翰的膝蓋跟臀部有關節炎，他可以繞著自家的街區走一走，但是他肯定不會參加波士頓馬拉松。假如他剛好在馬拉松前一天心肌梗塞發作，胸口產生壓迫性疼痛；他打了九一一之後，救護車團隊應該花幾分鐘的時間就能送他到醫院——畢竟救護車的警示燈和鳴笛能讓波士頓的交通暢通不少。然而，倘若他在馬拉松當天心肌梗塞發作，那麼他得等非常久才能到醫院。救護車只能選擇繞遠路到醫院，不然就得想辦法穿越馬拉松的人潮，延誤到院時間（如果約翰請鄰居開車載他去醫院的話，時間的差距就會更明顯）。

正如我們先前所述，馬拉松的時間並非隨機決定。但是，對於沒有跑馬拉松的人來說，心肌梗塞的發作時間是隨機的。自然實驗的條件已經達成。我們一共有兩組研究對象：一組在馬拉松當天心肌梗塞發作，另一組在馬拉松前一天或隔天發作。

不過，如果我們只研究一場馬拉松的話，那就會碰到一些問題。舉例來說，二〇一八年的波士頓馬拉松是在刮風下雨的寒冷天氣中舉行，而且前後幾天的溫度也很低。如果我們只研究這一場馬拉松的話，我們可能會錯估馬拉松對心肌梗塞的影響，畢竟氣溫比較低的話，心肌梗塞的發作機率也會比較高。雖然我們可以藉此評估二〇一八年波士頓馬拉松對心臟病的影響，但是結果不見得能說明波士頓馬拉松整體造成的影響。

比較好的作法是觀察不同年份的波士頓馬拉松：先計算出馬拉松前後幾天的平均情況，再與馬拉松當天的平均結果進行比較，以評估波士頓馬拉松整體帶來的影響。如果我們想看大型馬拉松的整體影響，那麼更好的方法就是：觀察多年來不同城市舉辦的所有大型馬拉松賽事，先計算所有馬拉松前後幾天的平均結果，再比較馬拉松當天的情況。藉由將多場馬拉松的平均值置入單一分析——也就是「事件研究法」（event study），我們就能把單場馬拉松的個別情況（像是天氣）影響降到最低。

我們（巴普、猶他大學〔University of Utah〕教授克雷・曼恩〔Clay Mann〕、威爾康奈爾學院〔Weill Cornell〕醫師萊亞・韋德蘭德〔Leia Wedlund〕和奧蘭斯基）在《新英格蘭醫學期刊》發表的一項研究中，調查了美國十年來十一地的大型馬拉松賽事[22]。我們的研究問題是：在馬拉松賽事當天，住在附近但沒有參加賽事的居民會發生什麼事？在馬拉松當天心肌梗塞發作或是心臟驟停的患者，若跟前後幾天發作的患者相比的話，情況如何呢？

為了確保我們找到的患者沒有參加馬拉松，我們調閱了聯邦醫療保險的資料：其中記錄了年滿六十五歲以上，心肌梗塞或心臟驟停患者的住院保險理賠。我們並不是說六十五歲以上的運動員不能參加馬拉松，他們當然可以，而且也真的會參加。只是這樣的人在這個年齡層很少見——況且心肌梗塞和心臟驟停的患者很可能也有其他慢性疾病，讓他們沒辦法跑馬拉松——所以我們才會評估六十五歲以上的族群，也不必擔心馬拉松引發的心肌梗塞個案會影響數據[23]。我們調查了醫院地址和馬拉松路線的郵遞區號，找出馬拉松當天或前後幾週在（受到馬拉松影響的）醫院接受治療的患者。總而言之，我們發現在馬拉松當天，共有一千一百四十五名心肌梗塞或是心臟驟停的患者，在受影響的醫院住院治療；至於馬拉松前後各五週，則有一萬一千零七十四名患者住進同樣的醫院。

我們立刻發現：無論是馬拉松當天，還是非馬拉松日，心肌梗塞或心臟驟停的住院患者數量相似。這表明了兩件事：第一，馬拉松並未導致患有急性心臟病的年長患者大量湧入醫院；第二，雖然馬拉松造成一些困擾，但是並未讓心臟病患者放棄治療。不過，既然急性心臟病是非常嚴重的醫療緊急情況，這個結果應該不令人意外。

我們也注意到，馬拉松當天的心臟病住院患者跟馬拉松前後的住院患者相比，年齡、性別、種族和既往病史都很相似。因此，在馬拉松前後就醫的患者很適合作為馬

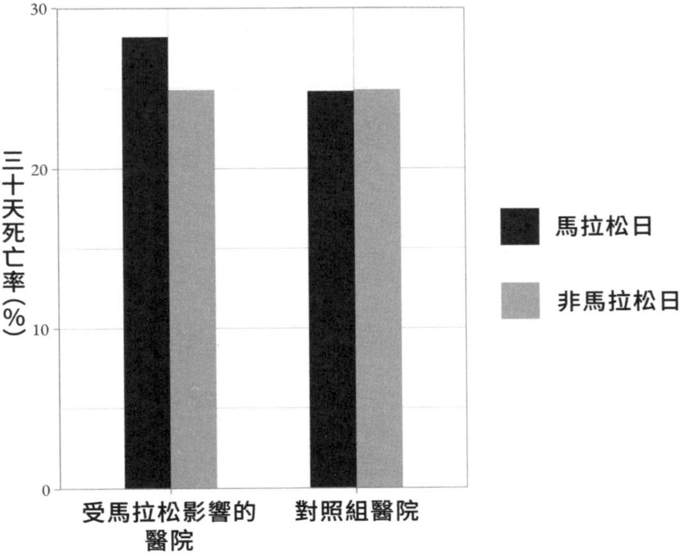

拉松當天就醫患者的對照組。要是結果出現任何差異，我們都可以安心歸因於馬拉松造成的醫療變數。

那麼，我們到底發現了什麼呢？

在馬拉松日的心肌梗塞或心臟驟停住院患者當中，二十八・二%的患者在住院後三十天內（這是治療結果的衡量標準）死亡；在馬拉松前後住院的患者當中，比例則是二十四・九%。也就是說，馬拉松導致三十天死亡率足足多了三・三個百分點[24]。換句話說：每三十名馬拉松當天心肌梗塞發作或心臟驟停的患者當中，某位三十天內死亡的患者若在其他天發作就能存活。

在思考這項數據的意義之前，我們得先確定這是馬拉松及其干擾所導致的結果。因此，我們也做了額外的分析。首先，我們觀察了去了附近其他醫院的心肌梗塞或心臟驟停患者（這些醫院並不在馬拉松的範圍之內）。這群患者雖然也會受到相同的地區因素影響（例如某一天的天氣），但是他們不會遇上道路封閉，導致入院時間延誤；因為馬拉松並不會在這些地方造成交通堵塞。我們並不覺得在馬拉松日和非馬拉松日之間，這些醫院的數據會出現什麼落差——這也正是我們發現的事實。

接下來，我們想確保馬拉松當天提供的醫療服務沒有差別，不然這恐怕就能解釋死亡率的差異從何而來。舉例來說，要是平常治療心肌梗塞的醫師去馬拉松的終點線當志工，無法為心肌梗塞患者提供醫療服務的話呢？為此，我們調查了這群患者進行各種救命的心臟手術頻率有多高，像是：經皮冠狀動脈介入治療（安裝支架）、冠狀動脈繞道手術或是機器幫浦輔助輸血手術等等。同樣的，我們發現在馬拉松日和非馬拉松日之間，這些手術的頻率並沒有差異。

假如病人在馬拉松日去其他醫院尋求治療，應對馬拉松對道路的影響呢？舉例來說，救護車在馬拉松日是否更有可能把病人送到附近不受道路封閉影響的「控制組」醫院？如果這些醫院（通常都是資源較少的小型社區醫院）的醫療服務比受影響的醫院(通常都是大型的都市學術醫療中心)差的話,我們可能就會看到馬拉松日的死亡率上升,但原因並不是緊急送院延誤,而是治療患者的醫院有所不同。不過,在馬拉松日和非馬拉松日之間,各醫院的醫療資源分配並沒有變化。

到目前為止,我們已經發現馬拉松帶來的干擾會影響患者的照護品質和死亡率,也排除了可能會混淆研究結果的變數。我們已經確定:除了馬拉松之外,沒有其他因素干擾被影響的醫院和對照組醫院;馬拉松選手也沒有忽然倒在街上[25];患者接受的醫療服務沒有差別,而且也沒有去品質較差的醫院接受治療。

由於我們懷疑抵達醫院所花費的時間才是罪魁禍首,所以為了證實這點,我們決定看看救護車的資料。雖然聯邦醫療保險的數據庫並沒有記錄救護車的相關細節,但是緊急醫療救護系統有資料。美國國家緊急醫療服務資訊系統(The National Emergency Medical Services Information System,以下簡稱NEMSIS)是一座國家數據庫,蒐集了全美各地的救護車出動數據,包含救護車的救援地點、駕駛時間、距離,以及患者的醫療照護細節。我們透過NEMSIS的數據,不僅比較了馬拉松日和其他日期的差異,也比較了受到馬拉松影響和未受影響的地區,看看救護車上實際發生的情況有何不同。

我們的發現如下：馬拉松當天早上，鄰近的道路會封閉，而救護車的平均送院時間（從事發現場到醫院）為十八．一分鐘，非馬拉松日的平均時間則是十三．七分鐘，共相差了四．四分鐘。值得留意的是，救護車的行駛距離並沒有差異，這就代表救護車被耽擱了，而非改去其他醫院或是被迫繞遠路。鄰近地區也正如我們的預期，由於並未受到馬拉松的道路封閉影響，因此馬拉松日與非馬拉松日的送院時間並沒有差別。除此之外，由於馬拉松是在早上舉行，所以我們發現到了傍晚（道路再次開放的時候），影響救護車送院時間的因素就消失了。

救護車的數據也讓我們能調查另一種可能的解釋：人們說不定會在馬拉松日延後撥打九一一專線，因為他們知道去醫院會很麻煩。若是如此，也許他們願意多等一陣子，看看胸痛或胸口不適等症狀是否會好轉。假如人們較晚撥打九一一專線，那麼馬拉松日的死亡率更高的原因，恐怕就是患者較晚求醫，導致心臟受損更嚴重。然而，我們並未發現時間快慢的差異，這就說明患者較晚求助並非罪魁禍首。

馬拉松導致的道路封閉似乎真的耽擱了救護車的送院時間，造成心肌梗塞和心臟驟停的年長患者面臨瀕死危機。二〇一三年，波士頓馬拉松爆炸案導致三人死亡，這場恐怖事件改變了波士頓每年舉辦「週一馬拉松」（Marathon Monday）的看法和準備措施。我們的研究指明，馬拉松造成的困擾恐怕導致美國每年更多人死亡，尤其是需要迅速前往醫院的年長患者。除此之外，研究也指明對於心肌梗塞或是心臟驟停的患者來說，即使是短暫的醫療延誤，晚了幾分鐘也可能會決定生死。

看來，巴普的妻子妮娜注意到很重要的事情。

如果馬拉松為跑者和當地社區帶來這麼大的風險，那麼我們是不是應該取消所有賽事？當然不是這樣。我們並沒有建議父母應考量過動症和流感疫苗問題，所以該讓孩子在秋天出生；我們也不會建議取消大型馬拉松賽事。畢竟馬拉松對大眾健康的益處很可能遠大於害處——大家會受到激勵開始跑步，或者跑得更快。儘管如此，我們手上還是有量化證據可以證明，這類賽事會為參與者帶來直接的健康風險，並為鄰近社區的患者帶來間接的風險。所以現在的問題是：我們到底該怎麼做才好？

以心肌梗塞和心臟驟停而論，我們已經發現時間是搶救關鍵。就如急診醫學所言，時間就好比組織（time is tissue）：等待完整治療的時間越久，死掉的細胞越多，心臟也會更虛弱。只要旁觀者迅速執行CPR並（或）使用自動去顫器[26]，救護車更快抵達醫院，並且醫院及時提供完整治療，那麼患者的心臟受損程度就會減輕不少。只不過，對於心臟急症和其他類似的醫療問題來說，「到底要多久才算快？」其實並不好回答。為了明白其中的困難之處，我們一起來看看心臟驟停治療的第一步：CPR。

二〇〇四年，美國疾病管制暨預防中心與埃默里大學（Emory University）合作，建立了「提升心臟驟停存活率資料庫」（Cardiac Arrest Registry to Enhance Survival，簡稱為CARES）。這座資料庫收集了全美各地數十萬例心臟驟停的數據。他們在早期的一項研究中，觀察了大約兩萬八千名心臟驟停患者：周遭的人等待緊急醫療救護團隊抵達之際，立即對這群患者進行CPR（即「旁觀者CPR」）。這個作法顯然提高了患者的存活率：十一．二%的患者活了下來；反觀未實施旁觀者CPR的患者，存活率只剩七%。此外，另有一項研究使用了性質相似的瑞典資料庫，該研究指出：等待緊急醫療救護團隊之際，倘若患者有用CPR急救，其存活率為十．五%，而未經CPR急救的患者只剩四%存活。其他研究也在不同環境條件下顯示出相似的結果，清楚指明旁觀者及早執行CPR，與心臟驟停的存活率提升有所關聯。

不過這些研究並未說明，及早執行CPR能提高存活率到什麼程度。我們只能推測，及早採取行動，恢復患者全身的血液循環，可以提高存活率。但我們遇到的問題是：到底要多早執行CPR，才能提高患者存活率?及早執行CPR雖然可能跟提高存活率的因素有關，但是這些因素不見得受CPR影響。一般來說，高收入社區的患者和低收入社區的患者相比，前者更有可能及早接受CPR搶救，也更有可能活下來。這樣的話，及早實施CPR的好處似乎就會比實際情況更明顯。收入、年齡、性別、種族、教育程度、地理位置等顯著因素如果會影響研究的干預措施（及早實施CPR）和結果（存活率），想釐清干預措施本身對結果的影響就更困難了。

這就是經濟學家、統計學家和流行病學家口中的「干擾」，到目前為止，你應該很熟悉這個概念了。你可能還不太習慣這個術語，不過為了讓你更明白我們的意思，請參考以下範例。一名研究人員決定看看上過預備課程（prep course）的高中生跟使用參考書自學的高中生相比，前者在SAT大學入學考試的成績是否較高。因此，研究人員找了一百位上過預備課程的孩子，以及一百位使用參考書的孩子，並比較他們的成績。平均來說，上過預習課程的學生比自學的學生多了七十五分。那麼，我們是否可以得出以下結論：預備課程跟參考書相比，前者能讓學生的考試成績多七十五分？當然不行。

雖然課程可能比書本更好，但是我們必須考量提高ＳＡＴ成績的其他因素，而且這些因素也會讓學生更有可能參加預備課程。其中一項因素就是財富：富裕家庭的學生通常ＳＡＴ的考試分數較高，背後有著各式各樣的原因，也許一路從兒時累積至今。ＳＡＴ預備課程的價格至少是幾百美元起跳，但是一本參考書的價格大概只有二十美元。因此，我們可以合理假設：平均來說，富有的學生更有可能參加預備課程，畢竟他們負擔得起。不過，由於他們來自較富裕的家庭，所以不管是上課還是讀參考書，ＳＡＴ的平均成績向來都比較高。

因此，我們不知道七十五分的差距是否能證明上課真的比較好，或是在參與課程的學生當中，成績好的富家子弟比例過高——但最有可能的解釋也許是：兩者皆是。

在這種情況下，我們會說財富干擾了預備課程和考試成績之間的關係（簡單來說，財富就是「干擾因素」）。

我們可以用兩種方法避免研究產生干擾因素。首先，如果我們能迅速衡量這些因素的影響（每一項都不可少），我們就能在分析的時候對此進行統計調整。調整完畢之後，就能得出我們想要量化的成果。我們透過衡量干擾因素和研究結果（例如：財富和ＳＡＴ分數）的關聯並加總起來，就能消除干擾因素的影響。只要我們考量到每一項干擾因素，就可以算出應變項會影響研究成果到什麼程度。在ＳＡＴ的例子當中，如果我們得知多少財富能造就更高的ＳＡＴ成績，我們就可以把這項因素從預備課程的具體影響中分離出來。

然而，如果我們無法量化所有潛在干擾因素的影響，我們就無法對其進行調整。如果要調整無法衡量的干擾因素，那麼第二個選項就是唯一的辦法：隨機化。正如隨機試驗能決定多數藥物的有效程度，患者若被隨機分配到實驗組或是對照組，就能破壞干預措施及潛在干擾因素的既定關係。隨機分配不僅能消除容易測量的干擾因素（例如年齡），也能消除無法衡量或未知的干擾因素（患者的教育程度、收入或家庭支持等等），這些因素可能都會關係到用藥及其成效。

回到ＳＡＴ的例子，就算我們能衡量父母的財富，那麼父母的教育、職業或當地學校的教學品質呢？這些都有可能會影響學生的ＳＡＴ分數。這類的干擾因素就好比害蟲：有一就有二，而且通常是一大堆。事實上，這些因素太多了，所以我們做分析的時候，根本無法擺脫它們。

所以，如果我們真的想知道預備課程對ＳＡＴ成績的影響，那麼隨機分配就是可行的好辦法。只要孩子們被隨機分配到不同組，人數也足夠的話，各組的富家子弟（以及父母教育程度不同的孩子，還有上了不同學校的孩子）人數應該都差不多。只要各組透過隨機分配達成平衡，不管是財富，或是其他已知或未知因素的影響，也都會在兩組之間達到平衡。因此我們在實驗末尾，就可以將兩組之間的差異歸因於我們刻意留下來的變項（以這項研究來說，變項就是預備課程和參考書）。

換句話說，隨機化讓我們得以建立出因果關係。

二〇一二年，瑞典斯德哥爾摩的研究人員想了解及早執行旁觀者CPR的效果，因此他們進行了一項隨機試驗。他們招募了數千名受過CPR訓練的志工，並透過某種手機定位系統，判斷這群志工是否距離心臟驟停的患者不到五百公尺。如果是的話，就會有一名志工前往現場急救。在這項實驗當中，只要接到了心臟驟停的緊急求救電話，患者就會被隨機分配到某一組，可能是通知附近的志工先過去幫忙，等待緊急醫療救護團隊抵達（干預組）；或是沒有志工的協助，僅按照一般流程做緊急處理（對照組）。

最後一共記錄了六百六十七位心臟驟停的患者。其中三百零六人隨機分配給一名志工幫忙，剩下的三百六十一人接受一般的照護措施，等待救護車到來。結果毫不意外，只要派遣志工前往現場，旁觀者ＣＰＲ的執行率就會比沒有志工的時候更高（干預組是六十二％，對照組是四十八％），突顯了手機科技能提高旁觀者ＣＰＲ的執行率。在最後的研究成果中，雖然還達不到統計顯著的標準，但是派遣志工組的患者存活率仍比對照組高（分別是十一・二％和八・六％）。這項研究發現當然令人為之一振，畢竟它證明了及早實施ＣＰＲ可降低死亡率的論點。只不過，還需要更大規模的研究來穩住這個論點的陣腳。

不管是這類的研究或是馬拉松的研究，它們的強大之處並不只是證實我們已知的事情而已。對於心臟急症來說，時間就是關鍵，凡是在急診科待過一天的人都能告訴你這件事。這些研究的強大之處，乃是將影響因素變成量化的數據，它們運用分秒和生死的真實數據來說明迅速行動的價值。唯有具備這些數據，才能讓立法者、都市規劃者和醫院管理人決定如何有效分配生命相當需要的資源——金錢。

——

急救人員經常被扔進一團亂的景況，無從得知最好的急救方案。這項職業的偉大之處有一部分就是他們能在混亂、困惑和不確定的情況下，保持專注並完成任務。他們被迫在匆忙的情況下迅速做決定（其中許多決定可能會導致嚴重的後果），這些決策往往比救護車應該走哪條路更複雜。

到目前為止，我們尚未區分緊急醫療救護團隊的類別。不過事實上，回應多數九一一專線的救護車團隊通常分成兩種：基本救命術團隊（BLS）和高級救命術團隊（ALS）[27]。一般來說，基本救命術的救護車上載的都是緊急救護員，他們能夠提供基本的非侵入性治療，並在必要時刻執行CPR。高級救命術的救護車上往往會配置幾名緊急救護員和一名輔助醫護人員。由於輔助醫護人員受過高階訓練，所以高級救命術的救護車能提供靜脈注射藥物，做心電圖（ECG）[28]和心臟監測，或是插入呼吸管。高級救命術團隊有比較多方法為患者進行現場治療，但基本救命術團隊就別無選擇，只能把病人送到急診室接受更高級的治療。如果九一一專線的調度員接到心臟驟停的求救電話，他們通常會派遣高級救命術團隊前往現場。然而，不見得每次都有高級救命術團隊待命，但是有救護車總比沒有好。

現在你應該料到我們的問題了：高級救命術團隊的成效真的比基本救命術團隊好嗎？倘若真是如此，那麼結果差多少？

在芝加哥大學衛生政策研究人員普拉奇・桑哈維（Prachi Sanghavi）主導的一項

研究中，我們（巴普、哈佛大學經濟學家約瑟．紐豪斯〔Joseph Newhouse〕以及哈佛大學統計學家艾藍．扎斯拉夫斯基〔Alan Zaslavsky〕）想了解基本救命術和高級救命術團隊如果遇到心臟驟停患者，應對方法會有什麼不同。我們首先深入調查聯邦醫療保險的數據，找出撥打九一一專線的心臟驟停患者，大約為三萬三千例。其中五％患者接受基本救命術團隊的治療，九十五％接受高級救命術團隊的治療。

乍看之下，原始數據跟我們的直覺恰恰相反。基本救命術團隊治療的患者存活率是十三．一％，而高級救命術團隊治療的患者存活率卻只有九．六％——前者足足多了三．五個百分點。我們該怎麼理解這些數據呢？為什麼接受較高級治療的患者反而更容易死亡？

首先，我們需要排除干擾因素。接受基本救命術治療的患者是否本來就更容易存活？也許是因為他們的情況比較不嚴重，所以才會派基本救命術團隊過去協助。我們估計在某些高級救命術和基本救命術治療的個案當中，他們原本接受高級救命術治療的機率都是一樣的[29]，因此我們為這兩組患者進行配對，做了統計調整分析。然而，即使做了調整，結果依然相似：基本救命術治療的患者存活率比高級救命術治療的患者高出三．九個百分點。

除此之外，還有其他因素可能會干擾研究成果。高級救命術團隊很有可能會被派去治療最嚴重的患者，而他們的存活機率本來就不高。要是沒有隨機事件（像是馬拉松）的話，難免會出現這種可能性，我們也無法予以忽視。

不過，有沒有可能是因為高級救命術團隊無意間採用了有害方法治療，而基本救命術團隊卻無法執行，或是純粹沒做？

高級救命術團隊到達心臟驟停現場之後，他們必須做選擇：到底要運用先進的治療技術，先在現場恢復患者的心跳之後，再送上救護車前往醫院；或是立刻讓患者上救護車，在車上持續急救。這兩種選擇的通俗說法就是「留下來處理」（stay and play）跟「撈到人就跑」（scoop and run）。然而，要做選擇並不容易。一面來說，送醫前先治療的話，團隊能及早實施高品質的CPR，把握恢復心跳的黃金時機。正如我們先前所見，及早實施CPR似乎對患者比較有利。然而，假如心臟驟停的根本原因是嚴重的心肌梗塞，那麼立刻把患者送上救護車，火速前往醫院做大型介入治療，也許才是更合適的選擇。

在另一項橫跨北美約四萬四千名心臟驟停患者的研究中，英屬哥倫比亞大學（University of British Columbia）的研究團隊觀察了就地治療（留下來處理）和立即送醫（撈到人就跑）的患者存活率差異。在這四萬四千名患者當中，約七十四％的人先在原地復甦心跳，其餘二十六％的人立即送醫（仍處於心臟驟停狀態）。他們深入研究各組，發現十二．六％就地復甦的患者經過住院治療能活下來；但立即送醫的患者只有三．八％存活。兩者之間顯著的差異似乎顯示「留下來處理」可能是更有效的方法。

不過，這次也跟前一項研究一樣，研究人員必須考量一種可能性：在現場成功復甦的患者可能原本就比立即送醫的患者更容易活下來。因此，他們也評估了原本就地治療與立即送醫可能性相同的患者，為其進行配對並比較結果。經過調整之後，他們估計就地治療的患者存活率比立即送醫的患者存活率高出四．六個百分點。這項研究的結果指明「留下來處理」的方法（實際上僅適用於高級救命術團隊）比「撈到人就跑」的方法更好。

上述兩項研究的結果很難和諧一致，一個似乎傾向「撈到人就跑」，另一個似乎傾向「留下來處理」。這兩項研究都受到相同的限制：沒有真正的隨機事件，所以無法調整有可能扭曲結果的干擾因素。由於這些研究成果仍有模糊地帶，所以很難斷定。急救團隊依照訓練、經驗和評估眼前病人的情況，有時選擇「留下來處理」，有時選擇「撈到人就跑」——但不見得會是好決定。

這樣的模糊地帶突顯出自然實驗的重要性。只要善加利用自然發生的隨機事件，我們就比較不用擔心預測模型可能會有所遺漏，也會對研究得出的結論更有信心[30]。不過，難題還是一樣：得在茫茫人海中找出隨機事件才行，所以我們才會一直尋找它們的蹤跡。

—

到目前為止，我們已經探討了時間對心臟急症有多重要。不過，心肌梗塞和心臟驟停跟多數身體病況不太一樣，這兩者往往是突發的獨立事件，需要立刻治療。然而，對於其他病況來說，若要釐清我們得多快採取行動，就不見得會那麼直接了當。事實上，掌握治療時機是醫學「藝術」的一大重點。如果患者擁有多種長期問題，那麼我們在醫院治療他們的時候，通常會決定哪些檢查和治療要優先執行、哪些要延後，畢竟一次能做的事情有限。一旦選擇先進行某種治療，那就勢必會延後進行另一種治療。

假設：某位基層醫療（primary care）醫師看了一個患者，對方表示他一整週都很疲倦。導致疲倦的情況非常多，醫師雖然可以詢問患者的健康狀況，確認對方最近是否接觸過潛在感染源，藉此縮小範圍；然而，他們還是得思考對方該做什麼檢查，而且更重要的是——何時做檢查。該項檢查是否需要立刻進行，還是可以等個幾天，看看疲勞是否消失？是否有嚴謹的證據可指導醫師做決定，還是說醫師只能依靠直覺和經驗判斷？

觀察等待法（watchful waiting）——某些醫師稱為「時間酊劑」（tincture of time）——通常是正確的作法，不少病況都會自行好轉。等待，不僅可以降低病人進行非必要治療的風險（後面的章節會詳細探討），而且也能提供有用的診斷資訊；因為觀察患者隨著時間好轉或惡化，可以幫助我們了解他們體內可能經歷了哪些變化。當然，拖太久才治療也有風險，而且可能會很嚴重。某些重大疾病像是癌症、感染和憂鬱症，有可能也會導致疲倦。在迅速治療和延後治療之間取得風險平衡，正是醫療決策的核心項目。

舉加護病房為例，我們知道患者的細菌感染萬一嚴重到引發敗血症（sepsis），那麼最好幾分鐘之內就要施打抗生素。但是，如果他們的情況沒那麼嚴重，也沒有敗血症；甚至還覺得自己情況不錯，可以回家的話，那麼醫師要等待多久才會開抗生素呢？幾分鐘？幾小時？或是一、兩天？患者真的需要抗生素嗎？每種類型的感染都不一樣，不管是哪一種情況，通常都沒有足夠的研究資訊可以幫助我們做決定，所以我們往往會選擇早一點開抗生素。

癌症也同樣具有不確定因素。大多數的癌症都最好早點治療，然而也有一些是緊急狀況，需要立刻治療（甚至在週末確診，也需要馬上治療）。對於其他癌症來說，我們究竟要等多久才能提供治療，避免有害影響產生？一、兩天？一週？還是兩週？

或是病人如果跌倒，髖骨骨折的話呢？他們可能需要動手術修復，但這些手術通常不用立刻進行。萬一手術排程很滿的話，患者可能得等一段時間才能修復髖骨。但是要等多久才算太久呢？幾小時還是幾天？

可惜在多數情況下，這些問題的答案相當含糊不清。不過，你現在已經有一點概念，明白機遇怎麼幫助我們得到更好的醫療服務，也知道哪些情況能幫助我們釐清問題。所以現在，我們一起應用這些技巧，一同集思廣益，看看自然實驗如何幫助我們決定醫療照護的時機——這也是大家都會遇到的問題。

我們先從肺炎開始說起。肺炎通常會用抗生素治療；要是不治療的話，後果可能會非常嚴重。不過，我們可能會提出一個問題：輕度肺炎患者該接受抗生素治療嗎？他們到底該立即就醫，還是可以等個一、兩天觀察看看？你應該想像得到如果做隨機試驗的話，道德上會遇到哪些問題；但是沒有隨機試驗的話，我們怎麼找答案呢？有沒有什麼自然發生的事件，讓某些肺炎患者決定加速或延後求醫？

一種方法是從人們節日不求醫的傾向下手。多數人就算節日期間身體不太舒服，也寧願跟親朋好友待在家裡。對於輕症肺炎患者來說，如果週末連放三天假（像是國殤節（Memorial Day）或勞動節）的話，他們可能會拖到週二再接受治療。假如某些「節日後的週二」求診患者已經拖了一、兩天才接受治療的話，我們能否將這類的肺炎患者跟其他週二求診的患者進行比較？如果肺炎拖了一、兩天治療的確會影響結果的話，那麼我們應該會看到，節日後週二求診的肺炎患者應該會比其他週二求診的肺炎患者更嚴重（也許他們更有可能被送進加護病房）。

那麼癌症呢？有的癌症多年來發展緩慢，所以就算被發現了，通常也不用緊急治療（但急性白血病就不是這麼一回事，一旦確診就得馬上治療）。腫瘤科醫師或外科醫師可能會決定等一段時間再治療。但是，如果缺少隨機試驗的證實，我們怎能確定延後一天、一週或是一個月，會不會讓患者面臨惡化的風險呢？自然實驗同樣可以解決這個問題。對於癌症患者來說，某些隨機因素（像是癌症中心的可預約時段）可能會決定等待治療的時間長短。既然如此，我們能否比較以下罹患相同癌症的兩組患者：一組在癌症中心整修期間求醫（結果要等更久），而另一組則是在正常情況下接受治療呢？

或者，我們還有另一個構想。每年都會有一些新的抗癌藥物通過核准，於是腫瘤科醫師和患者忽然就能使用這些新藥了。假如某一種新藥改變了局面，為某個棘手的癌症提供額外的治療方法。那麼新藥一上市，很多腫瘤科醫師就會想盡快開給患者服用。患者若是在藥物核准之後確診罹癌的話，他們就能立刻拿到藥；畢竟療程開始之際，藥物也已經上市了。然而，若是患者在藥物核准前一個月檢查出癌症的話，他們得等既定療程進行一個月之後，才能拿到藥物。若是在藥物核准前兩個月確診的話，那麼患者就得等兩個月才能拿到新藥。由於藥物的批准時間、可得性與癌症患者的確診時間毫無關聯，所以就能成立一項自然實驗，而患者也會被分到延後治療「零天組」、「一個月組」或是「兩個月組」。只要比較這三組的結果，我們就能評估延後服用強效新藥的治療結果。

最後是髖骨骨折。萬一患者跌斷髖骨的情況很嚴重，那可能就得進行手術修復。然而，這種手術通常不用立刻執行。現有的臨床試驗指出，這類手術應於四十八小時之內完成。如果我們想看看拖延時間較短的結果如何（假如十二小時好了），我們可以把患者的治療成果分成兩組進行比較——一組在醫院的骨科醫師度假期間摔斷髖骨

（拉長了手術的整體等待時間），另一組則是在醫師未休假期間髖部骨折。

這些只是構想，而且都不夠完美。等到週二才治療肺炎的患者有可能只是因為病情沒那麼嚴重，所以才會延後治療。癌症中心的整修說不定只會耽擱治療一天而已，這樣拖延時間根本短到無法形成明顯落差。出門度假的骨科醫師可能也不會對我們預期的手術排程造成影響。但是不管怎樣，這些例子都能解釋我們探索自然實驗之際，都是如何從研究人員的角度思考問題。正如我們至今所見：想要找到答案的話，通常都得先學會怎麼問對問題。

—

在下一個章節，我們要探討心臟急症的下一個階段：心臟科醫師的院內治療。這次我們不會著重於治療時機，而是要問一個問題，好實現上述某個構想：如果你急切需要的醫師不在城裡的話，那會發生什麼事呢？

第六章

所有心臟科醫師都不在城裡的話會怎麼樣？

就讀醫學院期間，受訓的醫師都會被賦予厚望，他們得吸收所有已知的人體知識、身體正常機能、疾病知識等大量資訊。我們老師常說這個過程就像飲用消防水管噴出來的水。對於長年接受大量資訊的我們來說，這個比喻真的很貼切。

幫助醫師更容易記住關鍵資訊的一個方法是講故事。如果能以一名特定的（通常是虛構）患者為例，並陳述其狀況、細節和治療計畫，這樣就能更容易想起相關的事實和數據。我們學習新的主題時，不論是辨別狼瘡的病徵與症狀，或是治療第二型糖尿病，這些「臨床小故事」都能幫助我們建立基本概念。

那麼我們就秉持這項悠久的傳統，講個小故事作為本章的開場吧！故事的主人翁雖然是虛構人物，但角色原型的依據是我們多年來照顧過的真實病例，我們就叫她羅貝塔好了。

羅貝塔是一名七十七歲的婦女，住在郊外一間雙臥室的小房子裡。以她的年紀來說，她的健康狀況還算不錯。她的菸齡大約是十年，但是第一個孩子出生之後，她就戒菸了。她有高血壓，也有服藥治療。她的體重約超重十五磅。

某個秋天週日早晨，她決定先把前院的樹葉耙成一堆，之後再出門。然而，過了大約二十分鐘後，她喘得上氣不接下氣，於是便歇息片刻。休息了五分鐘之後，羅貝塔繼續耙著樹葉，但是很快又喘不過氣。她決定硬撐過去，結果卻突然覺得胸口一陣壓迫，讓她非常想吐。她坐在地上，拿起手機撥打九一一專線。等待輔助醫護人員抵達期間，羅貝塔仍然坐在地上，胸口的壓迫感並未消失。

一輛救護車鳴笛又閃燈地停在她家門前，輔助醫護人員和緊急救護員迅速將她抬上救護車。她的心跳很快，但是血壓很正常。急救人員問了過敏情況和病史（但她表示自己只有高血壓）之後，就把電極貼在她的胸口做心電圖，分析她的心臟電活動。

輔助醫護人員讀完心電圖的列印資料之後跟羅貝塔說：「女士，看樣子您可能是心肌梗塞。我們會盡快帶您去最近的大醫院接受治療。這段期間，我需要您先咀嚼這片阿斯匹林再吞下去。」他遞給羅貝塔一小片藥錠。羅貝塔很擔心自己可能會死，她一邊嚼著藥錠，一邊緊握著輔助醫護人員的手。

救護車先用無線電通知了附近某間大學的附設教學醫院，那間醫院負責治療該地區多數的心臟病患者。他們到達醫院的時候，羅貝塔的症狀還是沒有好轉。一團忙亂之際，她被迅速抬下救護車並送進急診室，醫師和護理師也已準備就緒。於是輔助醫護人員便向心臟科醫師告知情況（這名年輕醫師穿著一件剛上過漿的亮白醫袍）。

這名心臟科醫師說：「我保證，我們會好好照顧您。」她接著跟羅貝塔解釋，她可能需要對羅貝塔的心臟做侵入性手術，因為目前看起來是部分血管堵塞導致血流減少，造成心肌梗塞。

「您確定嗎？」羅貝塔問道，她對此感到很緊張。

「我們還要再做其他檢查，再依結果而定，說不定您不用動手術。」

羅貝塔焦急地點頭，表示理解。

這位心臟科醫師順帶一提道：「其實，平時做這項手術的同事目前不在城裡，他去參加一場研究會議。不過，如果您需要動手術的話，請放心，我們也做得來。」

「好，」羅貝塔猶豫地答道：「您就做該做的事吧。」

——

根據美國會議協會（致力於特別活動的貿易組織）的數據，每年全球超過十億人參加展覽會、大型會議或是商業活動，因而造就了價值數兆美元的會展產業。說不定你也是其中的一份子：也許你是參加地方貿易展的小型企業，或是在地區婚禮博覽會上尋找攝影師的訂婚夫婦，又或是參加聖地亞哥國際漫畫展（Comic Con）的漫畫粉絲。

在最好的情況下，這類的大型會議是提供資訊的絕佳管道，讓我們認識各式各樣的人，探索琳瑯滿目的產品和服務——但可能也會多到讓人失心瘋，忘了考慮回到家的後果。至於在最糟的情況下，迷宮般錯綜複雜的會場，再加上日光燈的照射，大型會議能讓你明白實驗室老鼠的感受。

每年都有好幾萬名的醫師出席專業會議，這種會議通常都是每年由各項專科的大型組織舉辦。其實這些會議能帶來不少樂趣：像是跟老朋友、老同事相聚，聆聽頂尖專家的講座，發表研究成果，甚至還能參與最新醫療設備的實務工作坊（我們承認這些事情可能不符合「樂趣」的普遍定義）。會議也為忙碌的醫師提供一個好藉口，趁機去熱門的旅遊景點觀光，他們通常也會帶著家人一起去。

兩大心臟科學會——美國心臟協會（American Heart Association）和美國心臟病學會（American College of Cardiology）——每年都會召開大會，出席的醫療專業人士高達兩萬名，其中很多人都是執業的心臟科醫師。其他醫學專科也是如此，因此全球各地加起來舉辦了數百場大型會議，吸引了數萬名醫師共襄盛舉。

這對於留下來的醫師來說一定不陌生：你試著聯絡某位同事，因為他的病人需要治療，結果卻發現他不在城裡——而是在拉斯維加斯、紐奧爾良或是芝加哥參加年度盛會。通常，這些醫師不在的期間，都會有一名同事幫忙照顧患者。對方有可能是資深的醫師，只是出於某種原因決定不參加會議；也有可能是資歷較淺的醫師，因為他們沒有要發表研究或是主持講座，所以才沒有去。但是不管誰去誰留，結果都是留下來的醫師比較少。

然而，就算某天是全國心臟學大會，患者依然會心肌梗塞。你也已經曉得，如果患者突然心肌梗塞並撥打九一一專線，緊急醫療救護團隊都會一如往常地將患者火速送到距離最近、具有相關設備的醫院治療。在許多大都會地區，具備如此專業能力的醫院往往是大型的學術醫療中心。

學術醫療中心（就好比我們工作的醫院）是醫學院的附設機構，所以才會具備「學術」性質，有時人們也會稱之為「教學醫院」。這些大型醫院通常是研究型醫師執業的場所，往往也是最早提供最新治療方法的地方。雖然我們自己的研究可能不會涉及開發最新穎的手術技巧或是癌症療法；但我們跟許多在學術中心工作的人一樣，都很喜歡這種鼓勵發現的氛圍，也知道下一項重大突破可能就藏在某一扇門之後。

在心臟醫學方面，學術醫療中心可提供並改善心臟問題的先進治療方法。舉例來說，這些醫院有一間專門的手術室叫做「心導管室」（cathlab），受過高級訓練的心臟科醫師在此迅速執行經皮冠狀動脈介入治療手術；這項手術會植入支架以擴張冠狀動脈，緩解引發心肌梗塞的阻塞情形。某些學術醫療中心甚至是心臟照護的「卓越中心」（centers of excellence），不僅提供專業手術，而且還擁有一群專治複雜心臟問題的醫師，治療幫浦功能異常（心衰竭）或是心臟電活動中斷（心律不整）等情況。

醫院跟其他工作場所一樣，只要同事不在（無論是開會、請育嬰假、擔任陪審員或生病），想法誤傳、錯誤和疏漏肯定也會隨之而來。更何況我們討論的是醫學，這些影響恐怕比記錯截止日期更嚴重。

一般來說，我們會認為院內醫師比較少是件壞事。舉例來說，我們知道週末醫院人手不足的時候，心肌梗塞等緊急情況患者的治療結果也會比較差。但是醫師比較少就一定是壞事嗎?對此，心臟學的會議能給我們什麼樣的答案呢?

我們先從四十年前開始說起。一九八三年，耶路撒冷的醫師發起大規模的罷工行動。醫師為了薪資問題跟政府討價還價約四個月，除了基本醫療服務之外，其餘服務皆暫停提供。擇期手術全部往後延，只有城市周遭設立的臨時醫療站提供門診服務。

於是，耶路撒冷的醫院突然少了很多醫師。此外，由於罷工的時間點跟患者的健康之間並沒有合理的關聯性（他們並不是因為整體人口的健康情況突然出現變化而罷工），因此自然實驗的條件就成立了。在罷工之前或之後生病的患者是對照組，他們在醫療正常運作期間接受治療；剛好在罷工期間生病的人則是干預組。醫師變少是否代表干預組的治療效果更差呢?

耶路撒冷希伯來大學（Hebrew University of Jerusalem）的研究團隊在一項調查死亡紀錄的研究中，發現了出乎意料的結果：罷工期間的死亡人數與罷工前後相比，並沒有出現明顯變化，與去年同期相比也沒有多大差別。在基本醫療服務照常供應的情況下，醫師的缺席並沒有導致死亡率攀升（雖然患者可能也吃了其他苦頭，而且治療延誤的影響可能不會立竿見影）。

雖然結果出乎意料之外，但發現這個現象的研究不止一個。從一九八三年以色列罷工到現在，觀察世界各地醫師罷工的研究都不約而同地發現：罷工期間的死亡率不僅持平，甚至還會下降[31]。於是很多人得到的結論是：一般來說，醫師多一點並不代表健康好一些（但前提是基本醫療服務照常供應）。

以上種種對於虛構患者羅貝塔而言，意義是什麼呢？在短短幾天的全國心臟學會議期間，她剛好心肌梗塞，被人送進醫院。她對於心臟科醫師不在的擔憂有沒有根據呢？還是說她應該……鬆一口氣才對？

心臟學會議似乎為我們提供絕佳的機會，探討醫師人數較少對患者的治療結果有什麼影響。不過開始之前，我們（巴普、加州大學舊金山分校的腫瘤學家暨衛生政策研究員維奈．普拉薩德〔Vinay Prasad〕以及南加州大學的經濟學家達納．戈德曼〔Dana Goldman〕和約翰．羅姆利〔John Romley〕）得先問一個基本問題：自然實

驗的條件有沒有成立？

在上一個章節，我們的自然實驗主要假設是：不管那天有沒有舉辦馬拉松，心臟驟停或心肌梗塞的患者都會出狀況。在以色列醫師罷工的研究中，我們假設：不管有沒有罷工，患者還是一樣會生病。唯有滿足這些條件，我們才能將偏離常態的結果歸因於馬拉松或罷工。

這次的自然實驗也基於一項類似的假設：不管心臟科醫師有沒有出城去開會，會議期間心肌梗塞的患者照樣會發作。這種假設安全嗎？我們當然這麼認為。畢竟，我們有什麼理由認為：耙樹葉時心肌梗塞發作的患者如果得知原本的心臟科醫師（可能也未曾謀面）不在城裡，他們就不會心肌梗塞（或是不耙樹葉）呢？這種說法感覺非常可疑。我們也有充分的理由相信，心臟學會議的舉辦時間跟城裡患者心肌梗塞發作的機率完全無關。畢竟心肌梗塞都是突發狀況，而且很難預測。

我們已準備好深入研究數字，也調查了十年的數據。那十年總共舉行了二十場大型心臟學會議，包含美國心臟協會和美國心臟病學會每年舉辦的會議。為了了解心臟急症患者的狀況，我們再次調閱聯邦醫療保險的資料。我們調查了二〇〇二到二〇一一年間，全美各地因心肌梗塞、心臟驟停或心衰竭而住院的病例。我們記錄了住院患者抵達醫院的日期，是否接受專門的心臟手術（像是裝上心臟支架或是進行繞道手術），以及住院後三十天內是否死亡。

接著，我們比對患者的住院時間和美國心臟協會與美國心臟病學會舉辦年會的時間，在會議期間接受治療的患者是治療組，在會議前後接受治療的患者則是對照組。為了讓兩組的情況更相似，對照組僅涵蓋會議前後三週因心臟問題而住院的患者。最後，我們共分析了二十多萬名病人。

首先，我們要確保會議和非會議期間的住院患者在其他方面都很相似。結果兩組的情況非常相似：男女比例大約都是各半，平均年齡都是七十九歲，各種族的比例也很相近。除此之外，心臟病、糖尿病、腎臟病、高血壓和高膽固醇等既往症（**pre-existing conditions**）的比例也都差不多（這些疾病都會帶來心臟急症的風險）。

我們預期死亡率的差異可能取決於患者的風險有多高（意思就是他們死於心臟問題的可能性有多大）。高風險的患者（通常是既往症較多的病人）更有可能需要繁複的介入治療，因此心臟科醫師出城的影響可能會更大。我們也根據患者的既往症，將其分為「低風險」組和「高風險」組。

初步分析支持了我們的假設：不管有沒有召開心臟學會議，兩組患者的心臟急症

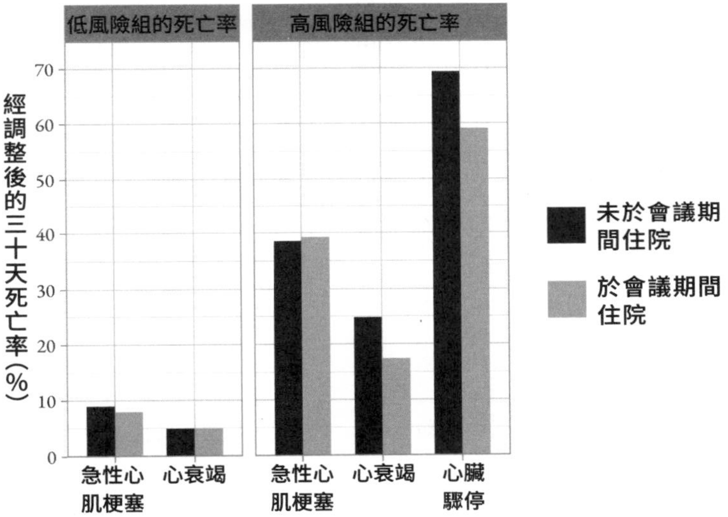

風險都是一樣的。也就是說，自然實驗的先決條件已達成。我們現在可以合理推測，兩組之間的死亡率差異是基於治療方式不同。

結果我們發現了什麼呢？

我們先從「高風險」患者開始說起。

大約六千名高風險患者有心衰竭或心臟驟停問題。在這群患者當中，全國心臟學會議期間住院的死亡率明顯低於非會議期間住院的死亡率。這一點值得再重申一次：高風險患者若在城裡醫師較少的時候就醫，會比醫師正常輪班時更有可能活下來。兩組之間的差異也很明顯。高風險的心衰竭患者在非會議期間就醫的三十天死亡率約為二十五％；會議期間就醫的三十天死亡率則是降到十七％。換句話說，這項研究結果顯示：每一百名於會議期間就醫的高風險心衰竭患者，如果改成在非會議期間就醫的話，原本活下來的八名病人反而會死掉。我們也在心臟驟停的患者身上看到類似的結果：在非會議期間就醫的高風險患者當中，死亡率是六十九％；在會議期間就診的死亡率則是五十九％。至於心肌梗塞的部分，死亡率似乎都差不多。

下一個問題：病人接受的治療難道不一樣嗎？結果確實如此。我們發現在非會議期間的高風險患者當中，接受心臟支架手術（幫助心肌梗塞患者的血液流向心臟的侵入性手術）的比例是二十八．二％，但是會議期間則降到二十．八％。

正如我們先前提過，以上研究發現僅代表學術醫療中心的治療數據。大約有五萬名高風險患者不在學術醫療中心接受治療（他們在社區醫院治療），結果我們發現會議組和非會議組的死亡率並沒有落差。我們從一開始就假設：教學醫院的心臟科醫師最有可能出席大會；他們是努力走在領域尖端的醫師，因此也是大會的目標與會者。教學醫院和社區醫院之間的結果差異，證實了教學醫院的心臟病治療在會議期間出現了變化。在我們看來，人員的差異最有可能是問題的主因。

總結一下目前的結果：在眾多研究人員的學術醫療中心，心臟科醫師要是不在的話，高風險患者的治療結果似乎比較好。這項初步結果相當耐人尋味。不過，為了對以上結論更有把握，我們還有很多事要做。

為了證明以上結果確實跟心臟學會議脫不了關係，我們也在不同情境下進行分析。首先，我們檢查這些心臟病患的治療結果是否全因心臟學會議所致，跟全體醫師會議無關。結果正如預期，骨科醫師、癌症醫師和腸胃科醫師不在城裡的時候，心臟問題的死亡率沒有任何變化。因此，心臟學會議就是死亡率產生變化的原因。

接下來，我們想看看以上結果是否反映出醫院的整體結果變化；也就是說，每年的心臟學會議期間，院內整體的死亡率是否也會出現波動。雖然心臟科醫師對一間正常運作的醫院來說非常重要，但是他們並不會涉及院內大多數患者的治療過程。因此我們認為，心臟學會議不太可能影響其他專科醫師治療的患者。不過為了保險起見，我們還是跑了另一項分析。我們沿用了原本的心臟學會議日期資料，但這次把焦點放在非心臟問題的死亡率，像是髖部骨折、胃出血等等，以確認心臟學會議期間，這些問題的治療結果是否有所不同。果然不出所料：沒有。心臟學會議只會影響心臟病患。

最大的問題仍然是：為什麼？為什麼在全國心臟醫學會議期間，學術醫療中心的高風險心臟病患反而死亡率較低？這個時候明明心臟科醫師更有可能不在城裡，而且院內能做的專業手術也比較少呀。

我們越來越肯定答案就在醫師身上。為了找出更多證據，我們需要深入探究心臟科醫師和他們的行醫習慣。

—

我們（巴普、奧蘭斯基、戈德曼、羅姆利，以及哈佛大學的心臟科醫師暨衛生政策研究人員丹尼爾．布魯門瑟〔Daniel Blumenthal〕、羅伯特．葉〔Robert Yeh〕）在一項新的分析中，再次調閱聯邦醫療保險的患者資料。不過，這次我們只調查了前往學術醫療中心治療心肌梗塞的患者。我們也想研究某個類型的心臟科醫師，叫做「介入性心血管科醫師」（interventional cardiologists）。他們最常為心肌梗塞的患者進行專業的心臟介入治療，像是冠狀動脈支架手術等等。一般心臟醫學科醫師（general cardiologists）通常不會做這些手術。我們想了解在介入性心血管科會議期間（而非全國心臟學會議期間）住院的心臟病患發生了什麼事，也希望這能讓我們能準確說明這些醫師不在的時候，院內治療會出現什麼樣的變化。

因此，我們研究了兩種不同類型的心肌梗塞：大部分的心肌梗塞（ＳＴ段上升型心肌梗塞（ST-elevation myocardial infarctions），以下簡稱ＳＴＥＭＩ）通常都需要做特殊手術，比較不嚴重的心肌梗塞（非ＳＴ段上升型心肌梗塞，以下簡稱「非ＳＴＥＭＩ」）偶爾才需要動手術。然而，我們需要澄清：這些「比較不嚴重」的心肌梗塞也非同小可。非ＳＴＥＭＩ跟ＳＴＥＭＩ一樣都是危及性命的醫學急症，需要及時治療；對患者來說不僅是恐怖的惡夢，也是嚴重的潛在心臟疾病徵兆。心臟科醫師會將其區分為兩種類型是因為：非ＳＴＥＭＩ患者的阻塞通常不像ＳＴＥＭＩ患者那樣徹底塞住；而且為了不完全的血管阻塞進行高風險手術，恐怕也不是最好的解方。

我們發現：在介入性心臟醫學會議舉行期間，非ＳＴＥＭＩ患者（是否動手術的決策較主觀）進行心臟支架手術的可能性較小，死亡率也比較低。因此在全國心臟醫學會議期間，如果一名年長患者因非ＳＴＥＭＩ發作而來到學術醫療中心（換言之，他的情況跟羅貝塔很像），那麼他動手術的可能性會比較低，三十天後的存活率也會比較高。

然而，羅貝塔看到那位心臟科醫師（身穿一件乾淨到不像話的白衣）走向她的時候，她大概不會這麼認為。

我們所說的影響到底有多大呢？表面上看來，這些影響似乎很容易被忽略。心肌梗塞較不嚴重的患者在會議期間的死亡率是十三．九％，非會議期間的死亡率則是十五．九％，相差了兩個百分點。有趣的是，死亡率降低只是因為大部分的患者沒有動手術而已。沒動手術的患者在心臟醫學會議期間，死亡率從十九．五％下降到十六．九％（動手術的患者死亡率則是沒有變化）。

換句話說，問題就出在某些患者明明別動手術比較好，卻還是動了手術。

死亡率降低兩個百分點代表什麼意思呢？非ＳＴＥＭＩ發作的聯邦醫療保險患者若前往教學醫院就醫，並在會議期間治療的話，每五十名患者就會多一個人活下來；但如果在非會議期間治療的話，這種事就不會發生。如果這不夠有說服力的話，那你想想這句話：某些心肌梗塞的最佳治療所降低的死亡率，差不多就是兩個百分點。舉例來說，一項針對ＳＴＥＭＩ全年齡層住院患者的臨床試驗指明，跟促進血液流回心臟的靜脈注射藥物（溶栓劑）相比，心臟支架手術平均降低的死亡率就是兩個百分點。這些侵入性手術的成本和風險非常高，但是降低死亡率的成效卻跟會議期間自動降低的死亡率差不多。

我們想採取最後一步，更加了解這項研究中的心臟科醫師（出去開會的跟留下來的）。他們表面上有一些相似之處。介入性心臟科醫師幾乎都是男性（參加會議的男醫師佔九十五．四%，留下來的男醫師佔九十六%）。除此之外，兩組醫師的平均年齡都是五十一歲，行醫的時間也差不多一樣長。

不過，他們也有一些明顯的差異：參加會議的醫師比留下來的醫師更有可能讀過頂尖的醫學院（二十三%對十五%），更有可能領導過臨床研究試驗（十．三%對三．九%），更有可能獲得美國國家衛生院（National Institutes of Health）的研究補助（五．三%對〇．四%），更有可能在醫學期刊上發表過論文（平均是十九篇對六篇）。

在參加會議和留下來的介入性心臟科醫師之間，另一項主要差異就是他們每年做的心肌梗塞手術次數。留下來的醫師不光只有會議期間做的心臟手術較少，一整年下來執行的心臟支架手術也比較少：跟參加會議的心臟科醫師相比，他們為聯邦醫療保險患者做的心臟支架手術平均少了三十九%。

請想一想，你會選誰來治療心肌梗塞：擁有一流醫學院學位、研究發表一長串，而且手術經驗也更加豐富的醫師；還是一個看起來較不傑出的醫師？我們做這項研究之前，多少都會被這些令人印象深刻的成就說服。但是現在，我們的結論只能表示：

對於某些患者來說，傾向做侵入性心臟治療的醫師恐怕不僅提供了非必要的治療，甚至可能還傷害了患者。

—

簡而言之，這些研究爭議不小。很多心臟科醫師認為這些結果難以置信，他們也毫不掩飾地表達這個想法。有些人認為這些研究結果只適合當成雞尾酒會上的話題，無法化為實際行動。「他們到底想要我們怎樣？開一整年的心臟醫學會議嗎？」最初的研究發表後不久，美國心臟協會的主席表達了自己的疑慮：「美國心臟協會認為：這項研究完全不足以讓我們提議改變臨床實務。」

撇開批評不談，這些研究成果還是說明了一些事情。它們說服力十足地指出，某些侵入性心臟治療有可能使用過度，而且主要是因為心臟科醫師缺少準確的指導方針，能藉此判斷哪些患者會因治療受益、哪些不會。加州大學舊金山分校的心臟科醫師瑞塔．雷德伯格（Rita Redberg）博士在一篇社論中提到這項研究：「我們應該怎麼解釋這些發現？其中一種可能的說法是：心衰竭和心臟驟停的高風險患者接受的干預治療越多，死亡率也會更高。確實某些高風險的干預措施，像是氣球幫浦（balloon pumps）或是心室輔助器（ventricular assist devices）雖然裝在人身上，但是並沒有改善結果。」

所有的治療方法——尤其是心臟支架手術等侵入性手術——都伴隨著風險跟好處。隨機對照試驗可以幫助醫師了解，某個手術對於特定類型的患者來說是利大於弊。然而，如果場景換成檢查室，而患者就坐在你面前的話，一般的情況也不見得符合對方的所需。這就是為什麼醫師決定提供哪種治療的時候，都需要運用自身的臨床判斷做決定。

某些臨床決定黑白分明：對於沒有重大健康問題的中年人來說，如果他出現某種類型的嚴重心肌梗塞，那麼心臟支架手術基本上就是正確的決定。然而，也有某些決定落在灰色地帶：對於患有多種疾病的年長婦女來說，如果她也有相同類型的心肌梗塞，那麼心臟支架手術恐怕弊大於利。如果某些醫師認為在這些患者身上裝支架比較保險，患者反而更可能被手術傷害。對於這些患者來說，干預越少越好。

這是醫學實務的一個關鍵問題，也是我們一直捫心自問的問題：這些手術、藥物或檢查對患者來說，益處是否大於潛在風險？畢竟每個患者的狀況都很獨特，所以這個問題可能很難在病床前評估，兩名醫師也可能會得出完全不同的答案。就算有高水準的隨機試驗可參考，情況也是一樣；但一般來說，恐怕連試驗都沒有。這個問題也是醫學「藝術」的一環。

我們現在退一步想一想。假設有一位心臟科醫師要同時面對兩百名心肌梗塞患者，但是只能為其中五十名患者進行心臟支架手術。雖然不同醫師對於誰先治療的決定可能會不太一樣，不過心臟科醫師倒是看得出來在這兩百名患者當中，哪五十位做心臟支架手術的益處應該會大於風險，所以他能輕鬆做出決定。

不過，當然不會一口氣出現這麼多患者；而且對於我們的研究目的來說，更重要的是心臟科醫師不會遇到這種限制。他們可能會有意識或不自覺地想運用熟悉的工具幫助患者，導致照護程序不減反增。

認為「多做一點」比較保險的醫師，很有可能會為弊大於利的患者動手術。一旦發生這種情況，某些患者的結果可能會比不做手術更糟糕。相反的，某些患者本來可以靠手術改善情況，但是認為「少做一點」的心臟科醫師卻沒有動刀。

反事實可能會讓身為醫師的你感到很苦惱。如果我採取行動的話，患者會好一點嗎?還是我該按兵不動呢?

——

我們現在討論的是「行動勝於不動」的傾向。對於醫師來說,「多治療一點」的念頭通常比「少治療一點」的想法更強烈。然而,其實不只是醫師會這麼想。倘若眼前有問題需要解決的話,所有人都會傾向多做點什麼。

舉一個完全不同的職業——守門員為例。在足球比賽中,假如一名球員得到十二碼罰球(penalty kick),那他就能在距離球門十一公尺處射門,而且除了守門員之外,沒有其他人守備。一旦球踢出去,守門員的職責就是把球擋在球門之外。簡單來說,身為守門員,你有三種選擇:跳向一側防守,或是跳向另一側防守,又或是待在球門正中央防守。由於十二碼罰球的射門速度飛快,而且踢球的球員通常很小心翼翼,不讓肢體語言洩露真正目標,所以守門員根本沒有時間看清楚球的方向再行動。因此他們選擇跳向某一側,純粹只是先猜對方可能往哪裡踢而已。

某一篇研究曾探討頂級職業聯賽的十二碼罰球情況,一共觀察了兩百八十六顆罰球。研究人員發現,阻止射門的最佳策略就是:守門員待在正中央。話雖如此,守門員跳向某一側的比例卻高達九十四%。研究人員對守門員進行訪問調查之後，發現他們會跳起來的其中一個原因顯然是：他們的職責就是要「做點事情」阻止射門。

加州大學舊金山分校的底波拉．格萊迪（Deborah Grady）和雷德伯格研究了醫師的這種傾向。他們在二〇一〇年的《內科醫學誌》（*Archives of Internal Medicine*）上寫道：「美國的臨床醫師過度治療的原因有很多，包含：付費制度——手術費跟診察費相比，前者高得不成比例；患者的期望——他們認為做檢查、進行干預就等於更好的醫療照護；技術的魅力——與其跟患者解釋為何不用治療，做檢查、開藥還比較快，這就是所謂的防禦性醫療（defensive medicine）。另一個原因是『技術蔓延』（technology creep）：用於高風險人群的設備經證實有效之後，應用範圍就會擴及到低風險人群；但是對於後者來說，使用這種設備並不會利大於弊。」

這又帶我們回到羅貝塔的故事和心臟醫學會議的研究。難道是參加會議的心臟科醫師更有可能在弊大於利的情況下進行專業手術？這群醫師的想法是否就像這句格言「如果你手上只有槌子，所有東西看起來都像釘子」，所以才會受偏見左右，無意間過度治療某些病人？會議期間留下來的心臟科醫師是否比較沒有這些傾向？

數據並沒有明確回答這些問題，而且把責任全部推給參加會議的醫師也不公平。

畢竟會議期間心臟科醫師人數減少，特定專業手術的執行次數也會下降。然而，這項研究讓我們發現某種類型的過度治療趨勢——換成做隨機試驗的話，根本無法促成這個發現。

布朗大學的公衛學院院長艾希什・賈哈[32]（Ashish Jha）博士，曾談起他首次得知過度治療可能會引發問題的情景。他回憶道：「（一九九〇年代）我還是醫學生的時候，就開始在醫院病房照顧患者，這也激發我對醫療品質的熱忱。但我很快就發現，雖然優秀的醫師和護理師不遺餘力地付出，但患者還是常常得不到正確的治療；而且原本要用來幫助患者的治療方法，反倒常常害了他們。」

「治療越少越好」的想法並不新穎，但是它違反了人類的直覺。倘若心肌梗塞的起因是通往心臟的動脈堵塞，那麼疏通堵塞怎麼可能是壞事呢？如果乳房X光攝影能發現乳癌，子宮頸抹片檢查能發現子宮頸癌的話，常常做檢查難道不好嗎？然而在醫學領域，其實我們有時能用更少的檢查、手術或是資訊獲得更好的結果。但是對於患者和醫師來說，這個觀念可能讓人很難接受。

舉例來說，轉移性肺癌是一種癌細胞擴散到身體其他部位的嚴重肺癌。不幸的是，這種進行癌（advanced cancer）的患者確診之後，預期餘命往往不長。因為癌細胞一旦擴散就很難痊癒，治療方法也不多。雖然很多患者都會尋求治療以延長壽命（最近也有新的治療方法能延長壽命），但是跟轉移性肺癌共處的生活恐怕十分艱辛、痛苦又難受。

安寧治療（palliative care）著重於緩解不適症狀。對於轉移性肺癌的患者來說，安寧治療通常會處理呼吸急促、疼痛、焦慮等不適症狀，也會治療降低患者生活品質的其他症狀。至於化療和其他針對癌症的治療方法，通常都會用來延長患者的壽命。

哈佛大學的腫瘤學家暨安寧治療研究員珍妮佛．特梅爾（Jennifer Temel）和同事在二〇一〇年發表的臨床試驗引起廣大討論。他們對一百五十一名剛確診轉移性肺癌的患者進行研究，觀察安寧治療是否有助於延長壽命。這群患者在確診後不久，就被隨機分配到不同組別：一組接受標準的癌症治療，到了某個階段，患者有需求的話就能接受安寧治療；另一組則是接受同樣的癌症治療，但是一開始就會安排安寧治療，貫串整個癌症治療的過程，並不會等到壽命所剩無幾才提供。

追蹤完這群患者的癌症治療過程之後，研究發現早期安寧治療的患者跟沒有早期安寧治療的患者相比，前者平均多活了二・七個月（十一・六個月對八・九個月），早期安寧治療組患者的生活品質和情緒也有所改善。這項研究的亮點（也是我們提到它的原因）就是——早期安寧治療組的患者在人生的結尾，接受了比較不積極的癌症治療，僅著重於更簡單、症狀為主的醫療照護，結果反而多活了二・七個月。透過安寧治療緩解症狀，患者也比較少做令人不快、風險高又昂貴的化療，他們因此活得更舒適、更長久。

美國內科醫學委員會（American Board of Internal Medicine）和《消費者報告》（*Consumer Reports*）發現要讓大眾選擇治療少一點並不容易，因此他們在二〇一二年發起「明智選擇」（Choosing Wisely）活動，為醫師和患者提供簡單的資訊，說明哪些醫療服務可能不必要，甚至有害。他們的使命是：「幫助患者選擇有證據支持的治療方法，而非反覆接受相同的檢查或手術，以促進臨床醫師和患者之間的對話。希望患者都能遠離傷害，僅接受必要治療。」為了達成這個目標，「明智選擇」活動針對不同的醫學領域，發表了「越少越好」的前五名治療方法。舉例來說，他們提到「不要對肺癌的低風險患者做電腦斷層掃描」。這種斷層掃描如果用在不適合的患者身上，往往不會解決事情，反而招來更多麻煩，像是「偽陽性」（false positive），或是檢查出不見得需要治療的問題——但還是做了治療。有趣的是，處境較不利的患者也有這種傾向。他們可能在某些方面飽受過度治療所苦，但是在其他方面（像是預防治療或心理保健）卻缺乏照顧。

如果去追問的話，大部分的醫師都會承認他們覺得提供多一點的治療比較保險。我們自己也不例外。我們明明確定感染源是病毒，用不著抗生素，但我們還是會開抗生素。我們明明知道患者的患病機率非常低，但還是做了各種罕見和外來疾病的檢查（有人稱之為「散彈槍診斷法」）。我們明明不指望有什麼發現，但是為了「以防萬一」，還是要求對患者進行全身電腦斷層掃描。到頭來，這些醫療手段通常都沒有必要。但是每隔一段時間，看似不必要的治療都能挽救一條生命，因而強化了「多一點」治療的傾向。

我們要怎麼解決這個難題呢？正如擔任《新英格蘭醫學期刊》國內記者的哈佛大學心臟學家暨作家麗莎．蘿森鮑姆（Lisa Rosenbaum）博士曾寫道：「也許最準確的結論是：有時是越少越好，有時是越多越好，但我們往往無從得知。」這個觀點令人感到灰心，但是身為執業醫師，我們也無法否認這個事實。我們所能做的就是透過持續的研究，想辦法照亮灰色地帶，希望它們有朝一日能變得黑白分明。

同時，我們也想起某位資深創傷外科醫師在評估一位臨床表現不穩定的患者時，講出一句醫學院名言：「別瞎忙了，乖乖站好！」（這句話最早源於一九四〇年代，受不了演員太浮誇的某位劇場製作人之口）大多數的醫師都承認這個建議很明智，但是也很難接受。因為當你站在病床前，看著面臨生死關頭的患者，這時如果有人問你：「醫師，我們該怎麼做才好？」通常最難說出口的答案就是：「什麼都別做，先繼續觀察就好。」

第七章 大醫師在看著你

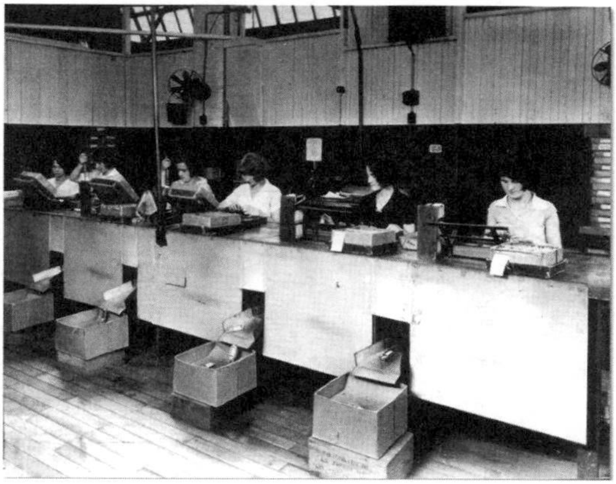

一九二四年，西部電器（Western Electric Company）與美國國家科學院（National Academy of Sciences）的研究委員會共同發起一項計畫，研究工廠員工生產力的影響因素。一開始，實驗的焦點是工廠的照明環境，研究人員試圖找出讓員工生產力達到最高的燈光亮度。首先，他們比對在穩定亮度下工作的員工，以及燈光一天比一天暗的實驗組。根據研究報告，兩組在實驗期間的工作效率都提高了——至少在實驗組看不到自己在做什麼之前是這樣。當光線太暗時不出所料，他們的生產力開始下降，員工抱怨在這種情況下根本無法好好工作。

除了發現工人確實很難摸黑工作之外，研究人員對結果感到有點困惑。他們得出的結論是：對於工人的生產力來說，照明亮度並非重要的推動因素。然而更耐人尋味的是，兩組工人在多天實驗期間的生產力都提高了。這就代表兩組背後都有某種（或某些）因素推動生產力的成長，但他們不清楚到底是什麼原因。

研究人員繼續測試其他因素，像是不同的休息時間和工作時長等等，但似乎都不能解釋為何實驗期間的生產力跟平均相比有所成長。他們推測，也許是實驗本身的某個因素提高了生產力。參與研究期間，員工和管理者之間的關係是不是變好了呢？

結果，反而是另一種人際關係迅速引起研究人員的注意：員工跟研究人員之間相處融洽。一開始，員工似乎對這群觀察者處處防備，這也是難免的——畢竟這些科學家把工廠當成實驗室，把員工當成實驗白老鼠。但是隨著日子過去，員工與研究人員處得越來越好，生產力也提高了。

這個實驗點出一個問題：難道只要觀察者在場，就足以影響研究的參與者嗎？員工生產力提高純粹是因為有人在觀察他們？

研究這間霍桑工廠（Hawthorne Works）的報告指出：「由於採訪人和觀察者參

與了研究環境，所以他們跟員工、主管之間的關係也必須納入考量。以這兩者來說，觀察者跟員工的關係更密切，因此更有可能影響他們的行為。」

自從進行這項實驗之後，霍桑研究的科學效度和結論在這幾十年間引發不少疑慮。不過，在涉及人類受試者的研究當中，霍桑效應（參與者若知道自己被人觀察，行徑可能就會跟平時不同）仍是一項考慮因素，而且也在其他情境下得到充分驗證。雖然霍桑效應的規模及重要性會因情況而異；但是，如果你們曾在老闆經過時迅速關掉討論名人的八卦網站，或是在牙齒檢查當天忽然決定用牙線剔牙的話，我想你們都能證明這個效應很合理。

不過，霍桑效應跟醫學到底有什麼關係呢？

—

顯然大家都明白，醫師並非完人。我們對此了然於心，你的醫師也是一樣；如果患者不知道的話，他們很快就會明白了。醫療專業人士不用花多少時間就會發現：在這條行醫之路上，他們治療患者的時候難免都會犯錯。話雖如此，我們仍會盡力爭取時間，把多一點事情做好。只不過，我們跟我們治療的患者一樣都是凡人，所以完美是個遙不可及的目標。

錯誤有不同的形式。我們已經討論過診斷錯誤——即使醫師能獲得大量資訊，但基於各種原因，他們還是會得出錯誤的結論。我們可能也會選擇錯誤的治療方法。醫師可能會採用某種標準抗生素來治療尿道感染患者；過兩天從實驗結果得知引起感染的細菌對這種抗生素有抗藥性，所以抗生素根本無法對抗感染。醫師回想起這類的失誤，可能會表示：「如果只根據我當時知道的資訊，我的決定還是不會改變。」

然而，不管情況有多麼複雜或不確定，某些錯誤在理論上是可以避免的。舉例來說，手術期間不小心將手術器械留在患者體內，或是在錯誤的身體部位動手術，或是輸血的血型錯誤等等。然而，醫療體系本身就是由天生會犯錯的人類所組成，而且每年都會進行幾百萬次的治療和檢查，所以可預防的錯誤還是難免會不幸發生。有的失誤可能沒什麼影響，但是有的恐怕會重創患者，甚至致人於死地。

但是這不代表我們並未盡力避免這種疏失。其實我們設下層層的保護措施，盡可能降低個人疏失傷到患者的機率。在有利的情況下，我們會運用電腦系統和自動化流程把關。即使無法執行自動化流程，而且風險很高的話，也會有一群人層層檢查。舉例來說，我們在醫院開藥的時候，藥劑師和護理師都會先檢查處方，再把藥拿給病人。

有了層層的保護機制，就算一項失誤穿過了某層的漏洞，應該也會被下一層擋住，這就是所謂的「瑞士乳酪防錯理論」（Swiss Cheese Model）。只有每一層的漏洞剛好彼此連貫，錯誤才會順利穿過去。

雖然付出了這麼多努力，但是病人還是會受到傷害。這時對於主治的醫師、護理師和其他臨床醫師來說，他們往往會因為不小心傷害了自己發誓要幫助的人，心理上大受打擊。雖說重大疏失通常是多重因素導致，但是對於相關人士來說，他們很難不把責任歸咎在自己身上。

《新英格蘭醫學期刊》曾報導過我們醫院的一起醫療事故：「由於外科醫師執行例行工作的時候受到打岔」，再加上其他因素，導致「醫師的行為偏離規則」，最後造成一名患者的手腕動錯手術。雖然他們很快就改做正確的手術，患者也恢復得很好，但是她對醫院和這名外科醫師已經失去信任，這也是可以理解的。那名外科醫師稱這起事故對於患者和他來說都很「震撼」。他跟其他醫師開會的時候說：「我希望你們都不會遭遇我和這名患者經歷的事情。」

我只能說，雖然所有醫護人員都盡力避免犯錯，但醫院仍然是一個危險場所。怎麼可能不危險呢？醫院畢竟是一間人類經營、服務人群的機構，他們也深知錯誤會潛藏在每個角落；因此過去幾十年來，隨著醫療科技日益進步且繁複，患者安全（這不僅是一個觀念，也是專業實務的守則）也變得越來越重要。

一九九一年出版的《哈佛醫學實務研究》（*Harvard Medical Practice Study*）中，研究人員從一九八四年紐約州的住院患者當中，隨機檢視三萬名患者的紀錄。他們隨機挑選了五十一間非精神科醫院，研究對象涵蓋各式各樣的患者。這項研究的目標是評估醫院可能有多危險（或者至少在一九八四年有多危險）。在當時，可預防的不良事件比率並沒有定期衡量。以醫療疏失訴訟來說，可預防的不良事件是很棘手的問題，因為司法體系很難確定不良事件究竟是個人疏失導致，還是源自醫療體系本身的缺陷。

研究人員仔細搜索了上萬份病歷。他們想找的是醫療直接導致的意外傷害，尤其是導致患者傷殘出院的情況[33]。這些例子包含：從頸部置入大型靜脈導管的方式不當，導致肺塌陷（氣胸）；從病床上摔下來；或是一開始未檢查出子宮外孕等等。

這項研究的結果發人深省：三．七%的住院患者遭遇了這類不良事件，若推算下來，一九八四年紐約州的醫院大約就有九萬八千六百起不良事件。其中十三．六%的不良事件導致患者死亡，二．六%導致患者永久傷殘。

這項別具意義的研究以及其他類似的研究，將有助於確定醫療服務中的可預防錯誤本質為何。雖然不同研究對於不良事件的定義和預估頻率不盡相同，但是有一件事變得越來越清楚：醫院的可預防錯誤是普遍存在且代價高昂的問題，甚至會奪走患者的生命。

美國國家醫學院在千禧年出版了兩本著名的報告：《人會出錯：建立一套更安全的健康照護系統》（*To Err Is Human: Building a Safer Health System*）以及《跨越品質的鴻溝》（*Crossing the Quality Chasm: A New Health System for the 21st Century*）。這兩本書彙整了《哈佛醫學實務研究》和許多研究的成果，不僅挑戰了院內醫療的現狀，也推動了現代醫療安全運動。根據《人會出錯》一書的估計，可預防的醫療錯誤每年導致美國四萬四千名至九萬八千名患者死亡，也成為一項主要死因。

根據估計結果，可預防錯誤不僅會傷害患者，甚至也造成每年數十億美元的額外醫療支出。這些報告呼籲醫學界應將可預防錯誤和患者安全視為制度問題，而非一連串的個別事故。雖然辨識可預防錯誤已經很不容易了，但是要估計這些錯誤真正導致的死亡人數並找出預防方法，更是困難重重（除此之外，有一些錯誤雖發生在死者身上，但並不是死因）。近期的估計結果依然顯示，每年至少有幾萬名患者死於可預防的醫療疏失。

倘若醫院應該是提供幫助和治療的場所，那麼醫院為何對患者來說這麼危險呢？

若要誠實解釋這個問題，那麼我們得先明白，這些患者通常都有嚴重的健康問題才會去醫院。然而，患者得到的治療無論是好是壞，都會讓他們承擔更高的傷害風險，而且疾病的併發症風險也會變高。最重要的是，我們為住院患者所做的一切幾乎都有風險，就算是看起來無害的事情也有風險。我們之前也討論過，監測患者情況和進行血液檢查也會有過度診斷的風險；檢查之際發現的異常，可能會讓我們治療無關痛癢的問題。當然，患者在醫院接受的某些治療（像是藥物和手術）也有已知的風險和副作用，也可能會造成重大傷害。醫師會繼續進行這些治療，是因為他們認為潛在的益處大於風險（從輕微不適到嚴重殘疾或死亡都有可能）。

醫療疏失的風險都是在固有風險之上層層堆疊。所幸絕大多數的疏失都不會導致嚴重後果：大部分的錯誤處方都不會造成傷害，摔倒通常也不會導致髖部骨折或頭部受傷，大部分的手術錯誤也都可以修正。然而俗話說得好：「每個系統都是為了得到理想結果而精心設計的。」[34]在人為管理的系統中，某些錯誤勢必無法迴避。因此，患者安全的重點應是：隨時隨地盡力消除並降低風險。

聯合委員會（Joint Commission）[35] 是監管美國醫院患者安全實務的主要機構，負責執行一套共同標準，盡力減低患者的傷害事故風險。醫院獲得官方認證的過程如下：聯合委員會的視察人員會無預警地來到醫院調查，運用一週的時間評估醫院的設施和設備，觀察病人的照護情況，審視手術及其詳細流程，並訪問院內人員的工作情況。視察人員也會扮演「追蹤員」的角色，跟著院內某一名接受治療的患者，觀察對方在過程中遇到哪些情況；他們也會訪問工作人員，請對方談一談院內的日常流程。舉例來說，視察人員會確認手術團隊是否依循標準流程，確實執行「作業靜止期」（time-out）以確認他們對患者做的是正確的手術（所謂的作業靜止期就是先暫停所有動作，大聲說出患者的身份、預計執行的手術，以及手術室團隊將傾力為哪個身體部位動手術）。

聯合委員會無預警的檢查可能會讓醫院備感壓力，尤其對於患者醫療手術的管理人員和醫院的營運主管來說，壓力更沉重。如果表現不佳的話，醫院可能會被開罰；而最糟糕的結果就是失去認證資格，造成院方名譽和經濟嚴重受損。醫院和管理人員因此動力十足，積極確保視察人員進行一週訪查期間，工作人員都能全力以赴。

美國護理學會（American Nursing Association）的官方網站放了一段文字，描繪聯合委員會視察人員來訪的情況。對於醫院的工作人員來說，網站上的敘述一點也不陌生：

> 忽然之間，你聽到廣播系統傳來一句「代號J」，於是惡夢上演……「彼得，清理走廊，把聖誕裝飾藏進儲藏室。茱莉，確認靜脈注射部位和沖洗設備都有標註日期。凱西，檢查一下病歷……」

在我們的職業生涯當中，我們親身經歷過聯合委員會視察多家醫院的陣仗。因此我們可以證明，上述的說法絕非誇大其詞。模稜兩可的規範（例如哪裡可以放置私人水壺、哪裡不行）會突然變得很重要。通常只在「精神上」遵守的醫學流程，現在得嚴格照辦，以防拿著文件夾板的視察人員真的朝你走過來。視察人員可能會問一些問題，像是「你們把化學品安全資料表放在哪裡？」或是「如果醫院宣布『粉紅代碼』（code pink）[36]，那代表什麼意思？」。關於這些問題的答案，醫院可能也會透過電子郵件提醒員工。

總而言之，只要員工發現聯合委員會的人來訪，而且往後五天都會來檢查，那麼他們就會明白自己的行為將被放在顯微鏡底下檢視。既然你已經知道霍桑效應是什麼，那麼你大概也能猜到事情接下來會怎麼發展了。

―

如果我們問醫院員工：「如果視察人員在場的話，你的工作表現會不一樣嗎？」他們會怎麼回答呢？我們認為，如果他們很誠實的話，大部分員工的答案是「會」；視察人員在場的話，他們就會更「按規矩」做事。但是，如果我們接著問第二個問題：「那麼視察人員在場的話，你的工作表現會更好嗎？」我們認為，大多數人的答案是「不會」。他們的解釋是：視察人員在場並不影響照護品質，他們所做的改變都只是一些取悅對方的小事而已。所以，如果我們真的想知道：霍桑效應是否適用於醫學界，能否實際衡量其效果，那麼僅僅做一份訪問調查是不夠的，我們需要做一個實驗。

在二〇〇六年的一項研究中，德國的研究人員決定調查霍桑效應是否會影響加護病房的醫師、護理師和其他員工的行為。具體來說，他們想看看如果五間不同加護病房的員工曉得自己被監視的話，那麼他們在接觸患者的前後，是否更有可能依規定使用酒精清潔雙手。他們首先派出一名「臥底」觀察員——表面上的工作只是去病房檢查病歷而已，他的出現一點也不足為奇。這名隱密的觀察者一共觀察加護病房的員工二十小時，發現他們的洗手次數只達規定的二十九％（可惜以這類研究來說，這個比例是很正常的）。

幾個月後，觀察員又來了。但是這次加護病房的員工得知有人會在病房觀察他們的衛生習慣。這段期間，觀察員再次觀察員工二十小時，發現洗手次數達到規定的四十五％，跟前一次比較的話，相對提高了五十五％[37]。

若是僅根據這項研究的話，很難證實手部衛生改善是否為加護病房的患者帶來更好的結果，像是細菌感染率降低，甚至是死亡率降低等等。然而，倘若霍桑效應的實驗不只在少數加護病房進行，也不僅限於觀察手部清潔呢？假如全國各地的醫院員工突然得知自己被監視的話呢？這樣會讓他們更專注嗎？他們是否會在病房和手術室更嚴格遵守安全規範？而且重點是：這會為住院患者帶來更好的結果嗎？

為了回答這些問題，我們（巴普、巴內特和奧蘭斯基）決定從數據著手。聯合委員會的視察人員都是無預警造訪，因此對患者來說，視察就好比隨機事件。這時，自然實驗就誕生了。由於我們想研究患者住院期間發生了什麼事，所以我們就使用了可靠的聯邦醫療保險數據（而且在住院患者當中，老年人尤其佔了一大部分）。

視察完畢後，聯合委員會就會公布他們去各家醫院認證視察的日期。這讓我們可以找出視察人員哪幾週去醫院視察，而且視察前後的幾週就是很好的反事實——說明視察人員如果不在醫院的話，視察週原本會發生什麼事情。如此一來，我們就能將患者在視察週與未視察週之間的差異歸因於視察本身的影響——也就是「霍桑效應」。

我們結合了聯合委員會的視察日期和聯邦醫療保險數據，找出從二〇〇八到二〇一二年間，一千九百八十四間綜合醫院總共接受了三千四百一十七次視察。我們找出視察期間約有二十五萬名住院人次，以及視察前後各三週約有一百五十萬名住院人次。

我們的主要假設是：由於聯合委員會造訪的那一週，醫院上上下下都知道他們正在接受調查，所以員工的行為會出現明顯變化，進而降低褥瘡、靜脈導管感染或是手術併發症等不良事件，可預防的死亡案例就更不用說了——聯合委員會訂定的規範就是想阻止這些事情發生。我們也想看看大型的學術／教學醫院（卓越中心的美譽在視察期間受到威脅）跟其他醫院相比是否有所不同。

首先，我們觀察這兩個時期住院的患者情況是否相似，以確定他們能合理地成為彼此的反事實。視察期間住院的患者和視察前後幾週住院的患者之間，無論是年齡、性別、種族、慢性疾病（如糖尿病或心房顫動）比例，或是急性疾病（如中風或心臟病發作）比例都沒有明顯差異。這個結果相當合理。多數患者大概從未聽過聯合委員會，也不曉得何時會來視察，他們應該不太可能根據視察時間決定某一天去特定醫院就醫。

接著，我們依照研究包含的七週時間（視察前的三週、視察當週和視察後的三週），觀察住院患者在各週的三十天死亡率[38]。非視察週住院患者的平均死亡率為七．二一％；視察週住院患者的死亡率明顯下降：七．〇三％，相差〇．一八個百分點（調整患者特質的微小差異之後，兩組的差異略減至〇．一二個百分點）。從各週的情況看來，視察週的狀況顯然比較特別。等到視察結束之後，死亡率又回彈到視察前的水準。

我們也特別觀察了大型學術／教學醫院的結果。由於這些醫院通常都需要守住名譽，所以可能更重視聯合委員會的視察，這些大型醫院也可以在視察期間靈活調整基礎架構（尤其是協調良好的大型團隊）。有鑑於以上因素，我們推測視察對這些醫院的影響更明顯。如果只看大型學術／教學醫院的數據，差異確實更大：非視察週的平均死亡率是六．四一％，而視察週的死亡率是五．九三％，相差〇．四九個百分點（調整後則是〇．三八個百分點）。

也就是說，視察週住院的患者跟視察週前後住院的患者相比，前者比較不會在入院後三十天內死亡——跟我們猜的一樣。視察加上醫護人員為此改變的行為，提供患者更好的醫療照護。

你應該已經發現這些百分比的差距很小，但是請記得，不到百分之一的差異就足以代表不少患者。以我們分析的這種大型教學醫院來說，光是研究涵蓋的五年就大約有九十萬名患者住院。假如每週都能維持視察所降低的死亡率，那麼一整年下來，聯邦醫療保險的患者死亡人數就能減少三千六百人。雖然假設這種效果能維持一年很不切實際——就算視察從未間斷，效果也不可能一直維持；然而，這些數字能幫助我們思考：基數更大的情況下，〇．三八個百分點的死亡率差異究竟能代表多少患者。

不過，我們仍需確保以上結果並非其他因素所致，因此我們也進行了額外的分析。由於聯合委員會較不可能在重要節日進行視察，所以這些節日更有可能包含在視察的前後幾週（也就是對照組）。如果重要節日當天住院的患者更容易死亡（也許是醫護品質比較差，或是只有病重的患者才會挑這個時間去醫院），我們的研究結果就會因此出現偏差。因此，我們去掉感恩節、聖誕節、元旦和國慶日當天的住院患者之後，又跑了一次分析，但結果並沒有改變。

我們也認為，醫師可能會盡量避免高風險患者在視察期間入院（這樣可以減輕醫院員工的壓力）——也許是不讓病情太複雜的患者住院，或是重新安排手術日程。但是，我們卻發現無論是視察週或是前後幾週，醫院進行的手術數量和類型基本上都一樣。我們也發現醫師不太可能拒絕病人住院。因此，這些因素都無法解釋我們的研究發現。

最後，我們建立了電腦模擬，隨機設定一個視察日期（而非實際日期），再重做一次分析。由於我們不認為假想的視察會出現變數，所以電腦模擬萬一有所變化，那就代表原本的研究結果恐怕是機遇所致，而非受到真正的視察影響。於是，我們重複模擬了一千次，結果假想視察期間的死亡率並未出現差異。這就代表，原本的研究結果極度不可能是巧合。

到目前為止，數據皆指出聯合委員會的視察導致死亡率下降。霍桑效應確實會影響醫院員工。

對於稍微了解人類心理學的人來說，大概會覺得這很合理。有人在背後監督的話，我們都會更盡責地工作，醫師和護理師也不例外。因此在視察期間，結果略有改善應該也不足為奇。到頭來，謎團並不在於效應本身，而是它的機制。

如果視察的目的就是要確保醫護人員遵守安全流程，避免可預防的錯誤產生的話，那我們應該可以從數據發現相關證據。倘若視察人員在醫院期間，護理師會更密切留意患者的話，那麼我們就會看到患者摔傷的次數減少，身體缺乏活動所致的血栓也會變少。若是手術團隊更小心遵循手術室的安全流程，那麼我們應該就會發現手術事故減少，術後傷口併發症及其導致的死亡人數也會下降。如果醫師更小心一點，也許就能更迅速且更頻繁地做出正確診斷。如此一來，說不定就能防止患者感染，也能避免患者因心臟驟停而死。

然而，我們發現在視察週和前後幾週之間，上述錯誤和類似錯誤[39]的發生率並未出現明顯差異。以院內的困難梭狀桿菌（Clostridium Difficile）感染率（足以致命的腸胃道感染）為例，在每一百名住院患者當中，視察週的比例為一．四七，而前後幾週的比例是一．四八。同樣的，在品質及安全評分方面，以褥瘡、術後併發症或院內髖部骨折等問題為測量標準的項目並未出現差異。

總而言之，雖然我們發現視察期間住院的患者死亡率明顯下降，但是我們手上可測量的因素都無法解釋這個現象。這點出了一個傷腦筋的問題：如果可預防的錯誤不是死亡率改善的根本原因，那主因到底是什麼？[40]

也許我們眼中的可預防錯誤（院內感染、手術失誤或是摔傷）範圍太小了，說不定還有其他難以衡量的錯誤在起作用。有沒有可能是因為讓人分心的事情（徘徊的視察人員除外）變少了呢？響不停的病房呼叫器、其他臨床任務或是突發狀況等都會讓院內的醫師跟護理師分心。若是他們能更集中精神照顧患者，是否就能帶來更好、更準確的診斷，手術過程更謹慎，更早察覺併發症，記錄內容更精確，提供更符合個人需求、更低風險的治療，並提供更好的床邊照護？

自然實驗雖然力量強大，但也還是有一定的侷限。為了找出問題的真相，我們可能需要進行更專門的研究。此外，我們也需要對不同類型的醫療工作者進行嚴謹的深入訪談，以了解對方在視察期間的工作有什麼差異。詳細檢視電子健康紀錄的數據（像是閱讀醫師、護理師和治療師的臨床紀錄）說不定也能帶來另一番見解。

雖然這項院內霍桑效應的研究指明它確實存在，但是隨之引起的問題恐怕比它所能提供的解答還多。

暫時撇開視察效應不談，醫療錯誤的潛在危機一直困擾著醫療專業人士。我（克里斯）永遠不會忘記我犯下的第一個錯誤——或者說，至少是我意識到的第一個錯誤。

那時我剛從醫學院畢業，還是一名實習醫師。當時我在某間教學醫院接受住院醫師訓練，也在那邊的普通病房工作。為期一年的實習醫師生活往往是醫師培訓中最辛苦、要求最高、最忙碌、壓力最大的時候。我們得應用醫學院的所學在真正需要幫助的患者身上。雖然實習醫師的生活一點也不吸引人——把全麥餅乾和花生醬三明治當「午餐」吃，下班之後就是洗澡跟睡覺——但是我很喜歡那一年。對一個生命負責，並得到生病的陌生人信任，其實是一段很美好的經驗，我也為此準備多年。這不僅是我的榮幸，也讓我感到很激動。雖然某些日子只能透過醫院窗戶看到陽光，但是擔任實習醫師的每一天都令我興奮不已。

不過，恐懼也會伴隨興奮而來：萬一我搞砸了怎麼辦？當然，實習醫師都有資深的住院醫師和主治醫師嚴格監督，也會從護理師、藥劑師、治療師和其他臨床醫師那裡得到許多幫助。但是，我們也得負責很多事情，畢竟實習醫師通常就是一個團隊的主要醫師，我們得同時照顧十幾名住院患者。出狀況的時候，護理師會透過呼叫器聯絡我們；我們也要開立檢查單和藥單，跟諮詢患者的專業人員溝通，並告知家屬最新情況。雖然我們得到了許多幫助和支援，但是再怎麼謹慎都還是有可能犯錯。

實習了幾個月之後，我收治了兩名新患者，他們皆因呼吸急促而在前一天晚上住院。兩名患者都是年長男性，都穿著醫院發的患者袍，也都裝了氧氣鼻導管治療。由於醫院幾乎滿載，所以他們也住在同一間病房。其中一人因抽煙多年而患有慢性阻塞性肺病（chronic obstructive pulmonary disease，簡稱 COPD），所以才會導致呼吸急促。此外，他當時得了普通感冒，因此肺病更加惡化，不僅咳得厲害，呼吸時也會發出喘鳴聲。另一名患者則是因心衰竭導致呼吸急促，他的心臟無法有效輸送血液，導致雙腿水腫和肺部積水。這名患者也有慢性阻塞性肺病，但他是因為心衰竭住院，而非肺病惡化。

強體松（prednisone）等抗發炎類固醇是治療慢性阻塞性肺病惡化的主要方法，有助於鎮靜肺部的免疫系統，暢通呼吸道，讓患者更容易呼吸。利尿劑（diuretic）則是治療心衰竭和肺積水的主要方法，可幫助患者透過尿液排出多餘液體。

兩者的診斷都很簡單。當時的我職涯雖短，但是也治療過一些慢性阻塞性肺病或心衰竭的患者。然而，那天我非常忙碌，因為我還有其他八名患者，其中有幾個要出院，我必須確保他們都帶了所需的藥物和照護設備回家。我跟資深住院醫師、主治醫師在巡房時討論了其他患者的情況後，我也向他們說明兩位呼吸急促患者的治療計畫。他們也同意了。後來，我接了幾通護理師和會診醫師用呼叫器打來的電話，也查看了某一名患者的心電圖（警報響了，但是情況並不嚴重），又跟另一名患者的女兒交談（爸爸不能出院讓她很生氣）。處理完這些事之後，我打開電腦的電子病歷，為慢性阻塞性肺病惡化的患者開了強體松，並給心衰竭的患者開了利尿劑。

大約一個小時之後，照顧那名心衰竭患者的護理師來到住院醫師工作室（所謂的「工作室」其實是一個小房間，裡面有四台電腦和兩支電話，可容納兩名實習醫師、一名資深住院醫師和一位醫學生）。我填寫出院文件的時候，她很有禮貌地跟我更新情況：「克里斯，我已經給病人你開的強體松了。但是我們巡房時有討論開利尿劑，你有打算開給他嗎？」

我答道：「那名患者不需要利尿劑，他只是慢性阻塞性肺病惡化而已。」當時實習同事正在講電話，工作室門外的心臟監測儀一直嗶個不停。

「我們說的是同一名患者嗎？他的雙腿真的很腫，我覺得開利尿劑應該會比較好。」

我們說的是同一名患者嗎？一個需要強體松，另一個需要利尿劑——我在電腦上開的處方是這樣，對吧？

是啊，除非我弄錯了。

除非我弄錯了。我愣了一、兩秒，這時體內有種無以名狀的難忘感受，彷彿我的心臟突然跳出胸口一樣。

我調出醫囑清單，結果——我幫心衰竭的患者開了強體松，幫慢性阻塞性肺病惡化的患者開了利尿劑。我一定是不小心恍神，才會（在腦海中或在病歷上）把兩名患者搞混，結果開了錯誤的處方。我搞砸了。

現在，我的心臟重新回到胸腔，而且跳得飛快。我剛剛到底做了什麼？我立刻取消慢性阻塞性肺病惡化患者的利尿劑處方——還好他尚未服用。然而，心衰竭患者已經服用了強體松，錯誤已經無法挽回。雖然藥劑師在檢查醫囑或是護理師給藥的時候，他們通常都能攔截這類的錯誤；然而，由於這名患者同時患有心衰竭及慢性阻塞性肺病，所以他們可能以為我除了治療患者的心衰竭之外，也想治療惡化的慢性阻塞性肺病。因此，他們沒有理由反對這項醫囑。我只能怪我自己。

雖然強體松是很常見的藥物，但是對於用不著的患者來說，它的副作用可能會造成傷害。其中一項副作用就是水腫——這正是患者住院的原因之一，但我恐怕讓情況變得更糟了。不僅如此，強體松也會提升糖尿病患者的血糖值，導致他們更難安全注射胰島素。此外，強體松對老年患者還有另一個副作用，就是引發「譫妄」（delirium）——讓人精神錯亂並失去方向感，這種症狀本身就很危險。

「怎麼會發生這種事？」我心想：「難道是處理其他患者、出院手續、呼叫器跟電話分散了我的注意力？我是不是做事太著急了？我是不是傷到這名患者了？如果我照顧不好病人，連正確開藥等基本事務都做不好，那我該繼續做這份工作嗎？我要被炒魷魚了嗎？我會不會被起訴？」

我把來龍去脈告訴我的督導住院醫師和主治醫師。他們的反應很平靜，並且跟我解釋：等到我們確認兩名患者的治療一切妥當之後，接下來我就要跟那名患者說明發生了什麼事，並提交一份醫院安全報告。他們向我保證，雖然這個錯誤可能會傷到患者，但是一劑的強體松不至於造成重大傷害（所幸事實證明他們是對的，我的錯誤並未影響到那名患者）。

雖然我不想向患者坦承疏失，但這畢竟是我的責任。於是我走進他的病房，拉了床頭旁邊的一張椅子坐下來，跟他解釋來龍去脈。結果他鬆了一口氣。他說，他看著我走進來的表情，還以為自己得了癌症之類的。他跟我說不用擔心，畢竟他自己也不擔心——他以前就服用過強體松好幾次，都沒有出現什麼問題——而且他明白我只是想盡全力幫助他。我為這個疏失向他道歉，並跟他說我會竭盡全力防止類似錯誤重演。

「沒關係，」他露出了然的微笑說道：「這是常有的事。」

雖然這段故事的細節絕無僅有，但是對於忙碌時犯過錯的人來說，故事大致的經過和感受都會讓人覺得很熟悉。職場總是充斥著讓人分心的人事物——也許是同事想聊一聊週末過得如何，或是響個不停的電話和收件夾鈴聲。醫院也不例外，只是分心因素比較獨特罷了。

假設分心是開藥疏失的一項起因，這樣要怎麼預防呢？雖然我們想到了一些方法，但是都需要權衡利弊。電子健康紀錄也許可以提醒你：「你在同一間病房照顧兩名患者，你的處方有開對人嗎？」這個點子聽起來很不錯，然而，由於醫院有一堆警報器跟警示鈴——其中大多數就算響了，實際上也不代表有什麼問題。所以久而久之，這些聲響很容易被忽視（這個問題稱為「警報疲勞」〔alarm fatigue〕）。我們也可以為醫師找一個更安靜、較不會分心的工作環境，但是這樣恐怕會讓他們離患者（這就是醫師待在醫院的主因）和護理師更遠，導致更難溝通。醫師也可以得到一段「請勿打擾」時間，只有遇到重大緊急情況才能打擾他們；這樣一來，醫師就更能聚精會神（正如醫師訓練也提醒我們，護理師正在幫患者備藥，或是把患者轉交給另一名護理師的時候，千萬不要打擾他們）。想當然，這麼做可能會延誤非緊急的治療，結果產生其他問題。

也許你可以想到一些對策，降低這些分心因素。大家集思廣益找出問題的合理解方，正是醫院處理藥物疏失等事件的一大關鍵。但是很可惜，適合某一間醫院的解方不一定適合另一間醫院——甚至對於同一家醫院的不同專科來說，解決方法可能也不盡相同。因此，全體適用的避錯方法更加罕見。

「避免分心」對於醫學各個領域來說都很重要，但是在手術室特別重要。密西根大學的外科主任賈斯汀．迪米克（Justin Dimick）在「醫生的蘋果橘子經濟學」

（Freakonomics, M.D.）Podcast節目上談到他為病人動手術之前，就會先進入某種全神貫注的狀態：「脫掉外出服之後，你會穿上手術服，戴上手術帽、手術護目鏡，再走到手術室，接下來要刷手[41]（scrub）。很多人都稱刷手會幫助你在手術前清空大腦。這段期間，你會先在腦中演練一次流程，想像手術進行的畫面。除此之外，刷手也能讓你先把其他事情放在一邊。」一旦開始動手術，他跟其他外科醫師就會進入所謂的「心流」（flow state），這跟運動界的「進入狀況」（in the zone）概念相似。

他說道：「時間彷彿融化一樣。你抬頭一看時鐘，發現兩小時轉眼就過去了，感覺有點恍惚。雖然不同人可能情況不太一樣，但是刷手技術員[42]（scrub tech）常常需要搖一下我，這樣我才會回答他們的問題——這是因為我太專心做事了。」

雖然手術需要聚精會神，但是手術室裡卻充斥著讓人分心的事物。一九七二年的一項研究指出，手術室裡的噪音，像是手套的劈啪聲、金屬器械的叮噹聲、手術抽吸器的咕嚕聲等等，通常可以達到小型飛機的分貝值，足以引發不自覺的身體反應。外科醫師可能也會因為手術室外的患者出了一點狀況而分心。迪米克醫師回憶道，有時醫護人員會走進手術室，告知他得去急診室看一下某個患者，或是他先前動手術的病人出現了併發症。他說：「這些事情可能都會讓你分心。」因為當你被迫思考另一個人的情況，而且要為他做決策的時候，這樣就會「把你從心流中拉出來」。

手術室裡發生的事情可能會讓外科醫師分心，這一點都不稀奇。不過，外科醫師也和其他人一樣，工作以外的事情、與患者照護無關的事情，也許是跟私人生活相關的事情等等，都會讓他們分心。（縫一針）這個週末我該看什麼電影？（縫一針）為什麼今天我的腳踝這麼痛？（縫一針）我的投資組合不知道情況如何？（縫一針）我有記得鎖上前門嗎？（縫一針）這個週末我該怎麼過生日？

過生日。當然，大多數的成年人過生日都不像以前那樣興奮，但是生日通常可以是享受特殊待遇的理由，也是跟親朋好友相聚的一天。外科醫師的生日會不會讓他們分心，影響患者的手術結果呢？

生日再次為我們提供一項自然實驗。不過，這次並非按照醫師的出生月份進行分組，而是研究醫師因私事而分心的影響。雖然我們不可能問外科醫師：「分心是否會影響你們照顧患者？」但是自然實驗說不定能告訴我們一些事情。只要外科醫師不會在生日那天刻意安排或避免某些手術，那麼他們的生日對於手術患者來說，幾乎就等同隨機因素。然而緊急手術——顧名思義——並不會事先安排。由於外科醫師無法掌控哪些患者會在生日那天進行緊急手術，所以他們的生日幾乎等於隨機因素。如此一來，自然實驗的條件就達成了。

在一項為期四年的緊急手術患者研究中，我們（巴普、UCLA的研究人員津川友介和加藤弘陸）彙整了患者及其手術的聯邦醫療保險數據，也將外科醫師的數據（包含生日在內）放在一起觀察。我們想看看符合聯邦醫療保險年齡的患者若在醫師生日進行緊急手術[44]，那麼他們跟其他日期接受同個醫師手術的患者相比，術後三十天存活率到底會更高還是更低。除了手術時間不同之外，只要患者在其他方面都很相似，那麼在其他天接受手術的患者，就會成為醫師生日當天動手術患者的反事實組。

我們觀察了大約九十八萬例手術，其中約有兩千例是在醫師生日當天進行。不管是手術類型或是患者特徵（例如年紀或慢性疾病），兩組的情況基本上都一樣；而且無論是生日或是其他天，外科醫師為情況複雜的患者做的手術次數都一樣多。因此，外科醫師似乎不會在生日當天刻意選擇為特定患者動手術。

若將所有手術放在一起觀察，醫師生日當天的術後三十天死亡率為七％，而其他天的死亡率則是五．六％。我們也用了一項統計模型進行分析，比較兩組患者接受同一名外科醫師動手術的結果，但情況依然相似：醫師生日當天動手術的患者三十天死亡率為六．九％，其他日子的三十天死亡率則是五．六％。

我們也做了額外的分析，以確保這項研究的主要發現並非統計上的巧合。首先，我們用了外科醫師的半歲生日（half birthday）再做一次分析，但是死亡率並未出現落差——這也符合我們的預期，畢竟滿半歲的生日（如果有人在過的話）對於成年人來說通常不重要。接著，我們分析了「里程碑」（milestone）生日（例如四十歲、五十歲和六十歲），看看這種可能需要盛大慶祝的生日是否影響更明顯；但是我們沒有發現任何差異。我們也分析生日如果落在一週的某一天會有什麼影響：我們假設週五的生日跟週一到週四的生日相比，前者更有可能具備讓人分心的慶祝計畫。然而，我們還是沒有看到任何差異。死亡率的差異似乎僅限於生日本身。

我們也使用跟聯合委員會研究類似的方法，重複執行了一千次電腦模擬：我們將隨機產生的假生日分給不同外科醫師之後，再將假生日與當天實際接受手術的患者聯結起來。如果我們最初的發現是正確的——外科醫師真正的生日會影響他們的表現，那麼他們在假生日為患者動手術理應不會有影響。這也正是我們的發現，指明我們最初的發現並非純屬偶然。

我們手上的數據顯示，在醫師生日那天動手術的患者會有不同的結果。但究竟是為什麼呢？醫師生日那天到底發生什麼事，影響了手術的結果？

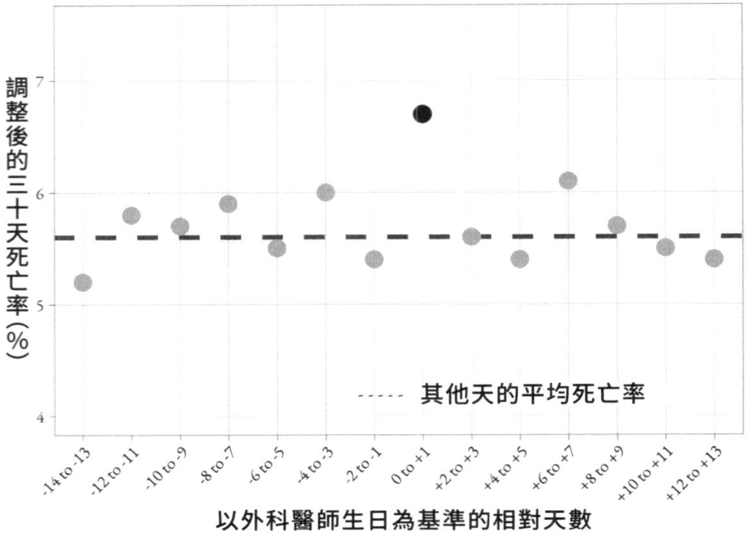

他們也許收到了一堆分散注意力的訊息、社群媒體的通知或是朋友的電話。也許他們正在和同事（每天一起工作的痲醉師、護理師和刷手技術員）聊到生日特別計畫，結果醫師和整個手術室團隊都因此分心。也許他們已經預約了晚餐，也知道手術往往比預計時間更長；所以為了準時做完，他們更匆促地動手術。

無論以上因素是哪一種（或是好幾種）在起作用，我們都能信心十足地認定：罪魁禍首就是分心。

到底有沒有其他解決方法呢？醫

師是否應該把家庭生活留在家裡，將個人生活寄放在診所、醫院或手術室門口，才能避免分心？

在科幻電視劇《人生切割術》（*Severance*）中，路曼工業（Lumon Industries）的員工接受了（虛構的）大腦手術，將工作和生活完全切開。他們上班的時候，完全不記得工作以外的個人生活；因此他們完全不會分心，可以高效率地工作。等到他們下班回家之後，他們也不記得自己上班的時候做了什麼；所以他們可以放心地享受個人生活，不受工作壓力影響。這部劇探討了工作和家庭如果真的能徹底切割的話，會變成什麼樣子（在不劇透的前提下，我們只能說這個方法產生了更多問題）。

有鑑於聯合委員會和外科醫師生日的研究成果，大家可能會覺得像《人生切割術》那樣的情境雖然很荒謬，但可能對醫院有幫助。如此一來，訓練有素且學識淵博的醫師、護理師和其他員工每天都能專心照顧病人，完全不受外界影響。畢竟，少了個人生活，就不會有生日、社群媒體通知和訊息，也不會閒聊愛好或是週末規劃。這樣他們就只剩下工作，對不對？

事實上，若是結合個人生活和職場生活到一定程度，對於工作表現而言說不定是件好事，尤其在醫院這樣的高壓環境底下更是如此。同事之間的個人情誼是團隊凝聚力的一大關鍵。在凝聚力強的團隊當中，成員彼此信任、溝通融洽。如此一來，無論是在醫院或是門診診所，即使他們照護患者時遇到危急情況，也能高效處理。

以內華達州（Nevada）奈利斯空軍基地（Nellis Air Force Base）的醫務人員為例，他們參加了一整年的「社區暨團隊建立活動」（例如野餐或打保齡球），這樣他們就能更加了解彼此。這項活動的目標是提升人際的互動、信任與溝通，最終使患者受惠（例如：團隊成員可以暢所欲言，因而防止疏失產生）。

在空軍基地上，憑藉團隊凝聚力、信任和溝通來拯救生命的隊伍並非只有醫療團隊而已。以航空產業來說，分心和人為失誤足以導致災難性的後果，因此降低疏失向來都是首要任務。舉例來說，航空業自一九三〇年代起步至今，航空指南都會附上檢查列表，提醒飛行員遵守每一項必要步驟，以維持安全飛行。

事實上，「在醫療團隊內部建立信任與溝通，以避免疏失」的想法正是借鑒於航空業。一九七〇年代，航空業遭遇了一連串的事故。其中，加那利群島（Canary Islands）的特內里費島（Tenerife）空難事件就是肇因於複雜的分心因素，再加上團隊溝通失敗，最終導致五百八十三人命喪機場跑道。經歷一連串的事故之後，大家明白人為失誤是航空安全的最大威脅，因而催生出「機組人力資源管理」訓練。訓練本身承認了訓練有素的專家和領導者，也會分心、一時忘記或是判斷錯誤。透過培養開放溝通，團隊資歷最淺的成員也能自在地指明危險情況，或是指出最資深成員的錯誤。如此一來，團隊就能發揮所有成員的潛力，積極防止錯誤產生。

手術室、急診科與加護病房等環境也應用了航空業的機組人資管理及其原則。雖然我們正在想辦法量化這些原則對患者的幫助，但目前也只能猜想改善團隊互動是有益的。某項研究曾觀察過時常一起工作的外科團隊，該項研究指出團隊的熟悉度越高，不僅溝通效果越好，手術效率更高；而且最重要的是——手術疏失和患者併發症也會更少。

因此，這樣的人際關係一方面來說，可能會在醫師生日當天導致手術室團隊分心；但是在其他日子，這可能是改善醫療品質的團隊凝聚力來源，而且相當有益。

——

那麼，我們應該讓外科醫師放生日假嗎？我們該不該讓聯合委員會的視察人員時常在醫院走廊上徘徊？雖然在我們目前提出的所有點子當中，以上想法還不是最奇怪的（我們仍繼續想辦法讓所有嬰兒在秋天出生）。但是，這些想法顯然很極端，而且一定還有更好的方法讓團隊保持專注，減輕分心造成的負面影響。

我們先前提到，手術室的外科醫師和同事會透過「作業靜止期」，以確保患者做的是正確的手術。目前也已證實，組合式措施（bundle）納入查檢表非常有效。以下這篇在二〇〇四年發表的研究，後來被證實改變了醫學實務。密西根州的研究人員曾招募該州九十六間加護病房，並引進一份新的查檢表，以便醫師置入中心靜脈導管（central venous catheters）[45]時使用。由於中央導管會直接置入頸靜脈，因此導管上的細菌會入侵血液，造成危及生命的嚴重感染。醫師必須在無菌環境中進行手術，但是急診科或加護病房（尤其是跟進行無菌手術的手術室相比）較難達成這種條件。

查檢表和組合式措施的用意是讓醫生遵守步驟，提升無菌品質。然而，置入中心導管的時候，醫生不見得都會按照這些步驟：清潔雙手，穿上無菌手術衣[46]，患者套上專用罩袍，選擇置入中心導管的理想位置，使用氯己定[47]（chlorhexidine）清潔皮膚；最後，如果中心導管已經用不著，也須盡速拔除。加護病房團隊每天都會使用查檢表，確保每根中心導管都經過檢查，並確認用不著的導管已經拔除——因為拔除中心導管就代表感染風險亦隨之解除。

結果出現非常明顯的變化。醫院使用查檢表之前，每一千個「導管日」會產生二．

七例感染；也就是說，假如一千名加護病房患者置入中心靜脈導管一天，平均就有二．七人被感染[48]。然而，在醫院使用查檢表的期間，每一千個導管日僅剩下一．六例感染，相對下降了三十七%。更棒的是，使用時間若拉長到三個月、六個月、九個月甚至十八個月，感染率便下降歸零——沒有感染案例。

由於「下降歸零」在醫學領域並不常見，因此這項研究引起不小的轟動。從此之後，美國廣泛使用含有查檢表和必要無菌設備的中心導管組合措施；加護病房採用這項措施之後，中心導管的感染率也如預期下降。

為什麼這項干預措施如此成功，但其他諸多干預措施卻舉步維艱？醫療品質權威學者暨醫師艾維迪斯．多那比底安（Avedis Donabedian）[49]從三個角度探討醫療體系的問題：照護結構——實體環境、設備及相關人員；照護過程——為了診斷和治療患者所採取的行動；以及照護結果——病人最後發生了什麼事。舉研究支持的中心導管組合式措施為例，該措施歷經開發、實施並廣泛採用的改良案例就涵蓋了以上三個領域。這項措施為醫師提供觸手可及的工具，並結合了幾項重要提醒（在忙碌的加護病房確實奏效），因此解決了加護病房的照護結構問題。此外，它不僅迫使可能會分心的忙碌醫師遵守必要步驟，以預防中心導管感染，更讓護理師和其他人員能確保這些步驟確實執行，因此也解決了加護病房的照護過程問題。而且最重要的是，這些改變為患者帶來了可衡量的實際改善成果：血液感染案例減少。

只可惜，在醫療品質和安全這個大難題當中，中心導管只佔了一小部分。經過多年的努力，這個難題的其他部分也有了解決方法。舉治療心衰竭的住院患者為例，醫生所使用的查檢表和組合式措施已帶來更好的結果。

然而事實證明，想要廣泛複製這項研究的經驗以促成大規模的改善，其實非常不容易。在美國國家醫學院發表《人會出錯》和《跨越品質的鴻溝》，強調在醫院疏失急需改進之後，著名的醫療品質運動領袖唐納．貝維克[50]（Donald Berwick）和美國醫師學院主席克莉斯汀．凱塞爾[51]（Christine Cassel）於二〇二〇年寫道：

> 控制成本的最佳方法是改善流程、產品和服務的品質，並持續減少浪費——許多行業雖然將此奉為圭臬，但是這項關鍵理論卻從未深植於多數醫療組織的策略。

患者如果在院內經歷可預防的不良事件（例如前面討論過的手術併發症和中央導管感染），醫院當然會治療他們，並為額外的治療收取保險費用。倘若醫院的加護病房為患者置入中心導管時，並未使用最好的無菌技術，因而導致感染的話，保險公司就得為中心導管置入術和感染治療付費。你可以想像這種機制會產生多大的問題：醫院有可能會提供較差的治療來賺更多錢。雖然故意促成併發症是違反道德和犯法的行為，但是在某些付費機制底下，促進創新和改善現狀的經濟獎勵措施根本就不存在。

考量到這些力量的作用之後，我們不禁覺得：如果能重新調整醫院和保險公司的獎勵措施（付更多錢給優質醫療，付更少錢給劣質醫療），讓患者受惠的話，我們也許能得到更好的結果。置入中心導管引起感染嗎？讓醫院來買單吧！這家醫院的手術併發症比率低於全國平均嗎？那就給醫院一筆獎金吧！

如果我們能使用經濟獎勵措施鼓勵優質醫療的話，到底能拯救多少患者免於不必要的死亡和殘疾呢？

醫療服務的提供方漸漸找到了答案。目前已經透過各種方式，建立出獎勵優質醫療和貶抑劣質醫療的付費架構，概括而論就是「以價值為支付基礎」，將品質和費用進行整合。過去幾十年來，我們看到全美各地紛紛推出了價值為本的付費系統，優質醫療獲得經濟獎勵，而劣質醫療被開罰。這個方法是否提高了品質呢？

正如《新英格蘭醫學期刊》的心臟學家暨國內記者蘿森鮑姆在二〇一二年寫道：「這很難說。早期的努力成果——像是降低（院內）感染，改善手術結果，改善肺炎、心衰竭或心肌梗塞患者的照護過程等等——皆取得成功。但是人們最近逐漸發現品質改善運動的缺點。」

缺點包涵：經濟獎勵措施若涉及特定的品質指標，那麼醫院就會想辦法提高自己的分數，而非改善患者的治療結果。這就好比學校老師可能會受到某種獎勵制度影響，盡全力提高學生的標準化考試成績，而非改善教育品質。明明砸了數十億美元提高分數，但是基礎醫療卻毫無改變；醫療機構甚至聘請顧問來改善文件規範，導致醫師花更多的時間撰寫病歷，陪伴病人的時間更少。

除此之外，把經濟獎勵措施跟評分綁在一起，反而有可能害到病人。「健康照顧安全網」（Safety-net）醫院通常會照顧更多使用聯邦醫療補助（Medicaid）的患者，但是卻因醫療服務「低品質」而繳交罰款。醫療品質低的其中一個原因，可能是因為這些醫院的資金不如附近的醫院充裕。舉例來說，前者可能無法支付文件規範的改善費用；但後者倒是靠商業保險賺了更多錢。

我只想說，尋找大規模的干預措施來提高品質、減少錯誤，依然是一個傷腦筋的問題。經濟獎勵措施雖然可以促進體制內部的變革，但是我們希望這些措施能解決的問題，它們恐怕處理不了，甚至還有可能帶來新的問題。最起碼歷史和證據都告訴我們，把醫療照護跟付費制度綁在一起並不是萬靈丹。蘿森鮑姆寫道：「雖然有無數的指標和研究在評估這些方法的價值，但依然無法確定我們衡量的事物到底重不重要，也不確定我們是否有辦法釐清這個問題。」

倘若重新調整經濟獎勵措施的嘗試，無法達到品質大規模改善的期望，那什麼方法才辦得到呢？要是答案很清楚的話就好了。哈佛大學的醫師暨衛生經濟學家 J．麥克．麥可威廉斯（J. Michael McWilliams）認為，COVID 19 顯示出另一種激勵措施的力量。二〇二〇年，他說服力十足地提出自己對醫療專業人士應對疫情大流行的觀察：

> （他們）不僅讓自己精疲力竭，深陷危險之中……也坦然承擔新的責任……他們並未止步於同情而已……根本不需要經濟獎勵措施或績效衡量標準……這提醒我們：臨床醫師的獨特訓練以及他們對患者的真誠關懷，正是改善醫療照護的

最強資源，也是最大的希望。

換句話說，除了金錢之外，還有一種更強大的動力能激勵醫療服務供應方帶來更好的治療結果——也就是我們的責任感。

第八章
心臟外科醫師與二手車銷售員之間有什麼共通點？

假設你是一家雜貨店的老闆。為了迎接開學季，你決定販賣一種新產品：馬扎瑞拉起司條家庭號分享包。在考量進貨價格與其他成本之後，你預估這款家庭號起司條的售價大約會落在八・〇〇美金左右。那麼接下來，你應該如何確定這款商品的零售價格呢？

不必有零售業的工作經驗，你大概就能知道應該要將商品金額訂為七・九九美金。一般大眾對於這樣的定價技巧早已司空見慣。即使七・九九美金只比八・〇〇美金便宜一美分，我們的潛意識卻會認為前者似乎是比較划算的交易：花「七塊多」感覺起來肯定比花「八塊多」划算多了。這證明了我們的大腦有一種容易受騙的傾向，被稱為「左位數字偏誤」（left-digit bias），這也是我們會產生的多種認知偏誤之一（其他偏誤還包含前幾章所提過的直觀推論法與可得性偏誤）。

幾十年來，各行各業的零售商都在利用這種偏誤來賺取利潤。與此同時，經濟學家、心理學家和語言學家則不斷地研究這種現象，希望找到可以對此提出解釋的科學原理。

在英文中，數字的讀法是由左讀到右，從最大的數字單位開始讀起，然後才讀較小的數字單位。所以，舉數字四十三為例，我們會先理解十位數，接著才是個位數。當我們看見一個數字，比如四十三，並且要拿它跟另一個數字，比如七十八，來做比較時，大腦通常會將這兩個數字放進潛意識裡的「類比量表」或「數字軸線」，以便辨別兩者之間孰大孰小，及其差額（在數學發展之前，人類的祖先很有可能就是利用這種評量方式來評估與比較物品的數量）。

大腦要怎麼加快這個比較的過程呢？當眼前出現兩個二位數字時，我們會先忽略個位數的部分不計（因為所有四開頭的數字皆會小於七開頭的數字），而優先處理首位數，比較四十幾和七十幾的大小。把這兩個數字放進潛意識裡的數字軸線上，使我們很快就能得出七十八大於四十三的結論。當需要比較的兩個數字在十位數的部分相同時，例如五十三和五十五，大腦理解的時間就會稍微長一點，因為我們必須把十位數和個位數都處理完畢，才能將它們放進數字軸線比較。

基於以上原因，當我們在選購起司條時，大腦很輕易就能辨別出七．九九美金比八．〇〇美金還要便宜，但是要判斷出八．〇一美金比八．〇二美金更便宜，則相對沒那麼容易。更重要的是，當左位數字不同時，我們會傾向於放大數字在類比數字軸線上的相對距離，縱使這些數字所代表的價格只有一美分之差，正如以上範例所示。以雜貨店為背景來說明的話，這就代表假如我們看到一項平時售價大約為十．〇〇美金的商品正在做特惠活動，比起八．〇〇美金的促銷價，我們會明顯擴大七．九九美金促銷價與十．〇〇美金正常價之間的差距。

接著讓我們來看看，當你所要購買的東西比起司條貴重許多的時候，情況會是如何。

假設你想買一部二手車。你需要掌握哪些相關資訊才會決定要購車呢？你一定會想要知道這台車大體上能否滿足你的需求，以及車況是否良好。你也會想要知道這台車大概開了多少里程，里程數是用來判斷汽車零件整體磨損情況的有用指標。由於許多人在買二手車的時候，會考慮到在下次添購新車之前，這台車還能開多久，因此，相較於一輛里程數已達八萬英哩、較接近其壽命年限的車子，如果這台車的里程數只有三萬英哩，大部分的人會願意掏出更多錢來購買。

那麼，為了補償這多出來的五萬英哩磨耗量，這台車的售價應該降低多少才合理？可能得降低蠻多的，也許幾千塊美金，我們會這麼覺得。如果是多出四萬英哩的話呢？應該還是得降價不少，不過我們可以合理地推斷，降幅不會像五萬英哩那麼多。但是，倘若里程數的差距很小，譬如是一百英哩、十英哩，甚至是五英哩的時候呢？

二手車買主不得不根據汽車里程數（以及其他因素）來進行主觀判斷，決定願意購車的金額。儘管汽車的里程數較高，一般而言會導致知覺價值（perceived value）下降，然而，基於里程數差異所應降價的幅度多寡，人人看法各異。雖然買方可以參考《凱利藍皮書》（*Kelley Blue Book*）——依照過去的汽車買賣價格提供交易預估金額——這類工具所提供的資訊，但是到了真正談錢的時候，買家終究還是得靠自己的主觀判斷來與賣家協商，賣家也會搬出一套自己的利益與評判標準來進行交涉。

所以，左位數字偏誤跟這一切有什麼關係？好，我們已經知道，同一台車的售價訂在八千九百九十九美金會比訂在九千美金整稍微更好賣一些，不過這並不是接下來所要談的重點。左位數字偏誤會出現在幾乎每一次我們需要比較數量大小的時候，而不只是在討論價格的時候。

經濟學家尼可拉．拉塞特拉（Nicola Lacetera）（多倫多大學）、戴文．波普（Devin

Pope）（芝加哥大學）與賈斯汀・西德諾（Justin Sydnor）（威斯康辛大學麥迪遜分校）透過一項研究，檢視了超過兩千兩百萬筆二手車買賣資料，嘗試了解左位數字偏誤對汽車里程數造成的效應，及其對汽車知覺價值產生的影響，一如汽車銷售價格所反映的結果。他們假設，當里程數低於重要標的數字，譬如兩萬或五萬英哩時，汽車附帶的知覺價值會不成比例地偏高。換句話說，他們想要知道，相較於一輛二〇〇三年出廠、里程數為四萬零十九英哩的豐田 Camry 汽車，另一輛同年出廠、里程數為三萬九千九百九十三英哩且車況相同的豐田 Camry 汽車，是否可以用明顯較高的價格成功出售。

由於我們可以預期，里程數略低於四萬英哩的汽車條件基本上與里程數略高於四萬英哩的汽車條件一致，因此這兩組汽車彼此互為反事實組。檢視里程數略高於四萬英哩的汽車銷售情況便可得知，里程數落在三萬九千九百多的汽車若是再多開個幾英哩，售價會變得如何，反之亦然。這是典型的自然實驗。

這幾位經濟學家首先按照里程數，將兩千兩百萬台汽車以五百英哩為單位進行分組（於是，里程數介於兩萬兩千英哩到兩萬兩千四百九十九英哩的汽車為一組，里程數介於兩萬兩千五百英哩到兩萬兩千九百九十九英哩的汽車為一組，以此類推）。接

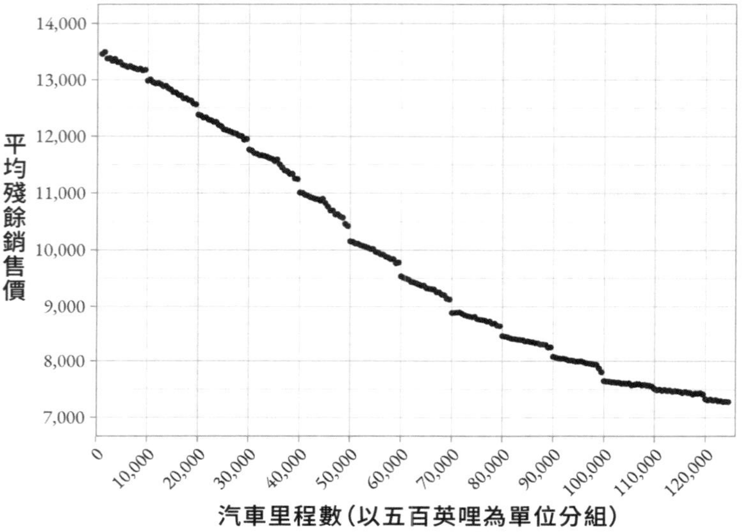

著，再依據他們所建立的統計模型，將汽車的銷售價格扣除基於汽車的基本特色，如品牌、型號、年式所衍生出的部分價格，獲得所謂的「殘餘銷售價」（residual sales price）。基本上，殘餘銷售價代表的是買賣雙方根據其對汽車價值的主觀判斷同意成交的價格。根據汽車里程數標示出殘餘銷售價後，以下是他們發現的結果：

汽車里程數越高，殘餘銷售價越低。這是可預期的結果，因為每多開一英哩，汽車的磨損程度便會增加，使其價格下降。但是，從圖可以看出，每隔一萬英哩，介於「標的」里程數的汽車售價便會突然下跌：從「九千五百英哩到九千九百九十九英哩」這一組進入「一萬英哩到一萬零四百九十九英哩」這一組時，售價迅速下跌；然後從「一萬九千五百英哩到一萬九千九百九十九英哩」這一組進入「兩萬英哩到兩萬零四百九十九英哩」這一組時，價格又忽然下跌，以此類推。

成交價格在這些分界點意外下跌的現象稱為「不連貫性」（discontinuity），雖然一般而言，我們會預期汽車售價隨著里程數增加而穩定持續下降，但是在這些標的位置卻出現了某項特殊要素，打斷了售價平穩降低的走勢。我們只能假設，在每隔一萬英哩的標示線上顯現的斷續性價格下跌，必定是由於某種主觀因素所造成，因為一輛汽車的里程數超過一萬英哩標示線，與其超過九千五百英哩、一萬零五百英哩或一萬一千英哩標示線，並不存在客觀上的差異。

在汽車里程數跨越這些標的數字時，唯一有意義的差異就是顯示在里程錶上最左邊的數字。左位數字偏誤是造成這項結果唯一合理的解釋。

若是套用我們對於潛意識類比數字軸線的理解，一切就說得通了。與里程數達到五萬英哩的汽車相比，我們很容易以為里程數為四萬九千九百九十九英哩的汽車剩餘壽命比較長，因而值得花較高的金額購買。

所以，不論是在雜貨店或是二手車市場，左位數字偏誤都會影響人們對於數字的看法。但是，消費者並不是唯一會比較數字的人。身為醫師，我們經常必須面對數字——無論是患者的年齡、檢驗結果、人工呼吸器的呼吸設定值，或是 X 光片顯示的異常構造尺寸——也必須不斷地根據我們對於這些數值的評估，迅速做出決定。這就產生了問題：醫師的決策會不會受到左位數字偏誤的影響呢？如果會的話，這又會對患者產生什麼樣的影響？

還記得本書第六章曾經描述過高齡七十七歲的羅貝塔女士由於心臟病發作被送往急診室，結果當時資深的心臟科醫師人不在院內，而是在外地參加研究會議的故事嗎？這起事件的開端始於羅貝塔女士在庭院耙掃落葉時，出現呼吸急促與胸悶症狀。待救護車抵達現場，緊急醫療團隊立刻研判羅貝塔女士可能是心臟病發作，便立即執行心電圖檢查以確認心臟病跡象。

羅貝塔女士的年紀是令醫護人員馬上聯想到心臟病發作的原因之一，因為心臟疾病在七旬長者之間相當常見。假設救護車抵達現場時，發現傷患是一名呈現呼吸急促與胸悶症狀的二十七歲女性，緊急醫療團隊第一個想到的可能性大概不會是心臟病發作，那對於二十幾歲的人來說十分罕見。在這種情況下，急救團隊可能會想到的是在二十七歲的年輕人身上較為常見的疾病，例如氣喘發作。

醫師、急救照護人員、護理師，以及其他必須在短時間之內當機立斷的醫療人員，一般都會藉由經驗的累積而表現得漸入佳境，這正是我們之所以花費大量時間進行訓練的重要原因。當我們接觸到的病人越來越多，領悟力就會變得更加敏銳，越來越能夠掌握哪些疾病常見或不常見、不同疾病的好發對象，以及哪些疾病表徵可以被歸類為典型或非典型等等。隨著訓練及經驗增長，醫師們漸漸會開始在內心整理出「病症概要」（illness scripts）：各種疾病在其思想上的表現方式，以及辨認病症的方法。

舉例來說，肺炎的病症概要可能會包含：患者流行病學（年長患者、免疫系統虛弱者、肺病患者）、肺炎的典型跡象與症狀（咳嗽數日、呼吸急促、發燒），以及常見的檢查結果（胸腔 X 光片呈現異常、白血球計數值升高）。當病患的情況符合以上多項特徵時，肺炎的病症概要就會在腦海中自動「亮起」，幫助我們以最不耗費心力的方式做出診斷。

運用病症概要也是捷思法的實踐，協助醫師日復一日完成診斷任務。如果這些思考捷徑容易受到偏誤的影響，那也是再自然不過的事。

哥倫比亞大學經濟學家史蒂芬．庫森斯（Stephen Coussens）亟欲深入了解左位數字偏誤對於醫療照護所產生的潛在影響，從就讀研究所時期便開始調查急診室醫師的診斷推理。他利用大多數醫師所遵循的心臟病發作的病症概要，根據「心臟病發作通常好發於年滿四十歲以上患者」的傳統指示來進行調查。結果發現，醫師因而比較容易懷疑四十歲以上的患者是否罹患心臟病發作，在面對其他健康條件均相似的三十幾歲患者時，則較少提出這方面的疑慮。

讓我們思考一下這裡所牽涉到的自然實驗。你可以隨機篩選出兩組患者：一組是即將邁入四十歲的患者，另一組是剛剛邁入四十歲的患者。就心臟病發作的風險而言，這兩組患者之間會有什麼不同嗎？儘管心臟病發作風險一般來說會隨著年紀變大而升高，然而，單單只比四十歲多出幾個月所帶來的老化效應與風險，應該可以算是微乎其微。除此之外，從醫學與生物學角度來看，這兩組病患基本上應該沒有差異，可以互相視為反事實組。

當然，嚴格來說，年近四十的患者實際年齡是三十九歲。如果左位數字偏誤真的會產生影響，那麼當急診室醫師見到某位年近四十、由於胸悶症狀而前來就醫的患者時，潛意識的「心臟病發作」病症概要可能比較不會被點亮。相比之下，要是這位醫師在幾個月後，這名患者已實際年滿四十歲時，再次得知他因為相同症狀而就醫，此時「心臟病發作」病症概要被點亮的可能性便會增高。

庫森斯在一項分析之中納入了五百六十萬名在四十歲生日的前後五年之內，曾經由於任何原因前往急診室就醫的患者；其中約有一百萬人是在四十歲生日的前後一年之內前往就醫。他試圖了解，左位數字偏誤是不是會影響醫師決定要不要利用肌鈣蛋白（troponin）抽血檢驗[52]來檢查心臟病發作跡象的判斷。庫森斯以三個月為單位，依照患者年齡進行分類（例如，年滿三十九歲又零到兩個月的患者為一組，年滿三十九歲又三到五個月的患者為一組，以此類推），嘗試量化醫師根據病患年齡決定抽血檢驗肌鈣蛋白的機率。

假設左位數字偏誤沒有造成任何影響，我們便可預期患者接受心臟病發作檢驗的機率會隨著年齡增加而逐漸平緩地上升，正如我們可以預期二手車的價格會隨著里程數增加而穩定下降一樣。然而，倘若左位數字偏誤真的存在，我們便可預期再次觀察到不連貫性——在數據點跨過四十歲時，圖表上會意外出現「斷層」。以下是庫森斯發現的結果：

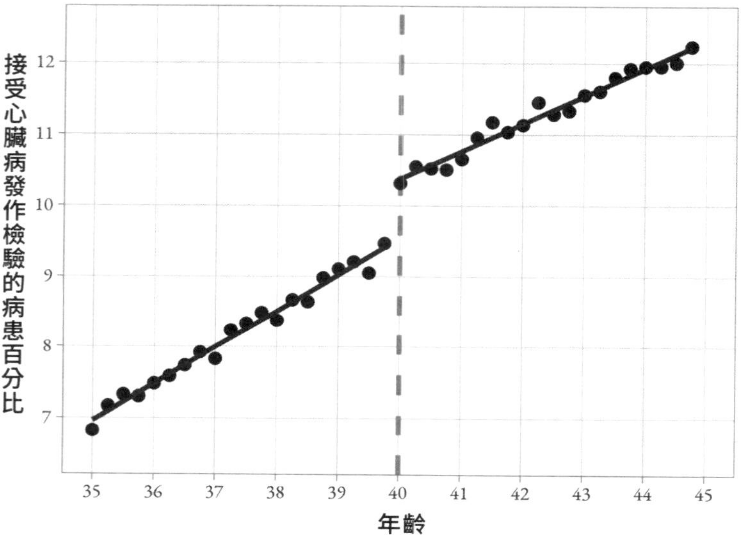

過了四十歲，患者在急診室接受心臟病發作檢驗的次數忽然明顯地大幅增加。就如同里程數達到重要標的數字的二手車價格會突然下跌一樣，圖中顯示的斷層也意味著跟三十八歲、三十九歲或四十一歲時檢驗機率和緩上升的情況相比，四十歲涉及了某種獨特的影響要素。

想當然耳，年齡邁入四十歲唯一造成的真正差別是患者不再是三十幾歲，而進入了四十歲世代，這表示急診室作業極有可能受到左位數字偏誤的影響。年近四十、但嚴格來說還是「三十幾歲」的病患接受心臟病發作檢驗的機率略高於九%，反觀年齡相仿、但嚴格來說已經「四十幾歲」的病患接受檢驗的機率則略高於十%。考量到檢驗次數會隨著病患年紀增加而呈現整體平穩上升的趨勢之後，這段突然出現的斷層相當於九．五%的相對機率增幅；而且此增幅不該歸因於患者的實際年齡，而是該歸因於其知覺年齡。儘管這個百分比數字不大，但卻表明了美國每年有上千次檢驗測試的執行動機是建立在全然武斷的基礎上，與患者的基礎生物學狀態毫無關聯。

庫森斯也善用這項實驗來深入探討，檢驗次數增加是否會進一步導致心臟病發作及其他冠狀動脈疾病的確診次數增多。他發現了類似的模式：在患者四十歲時，相關的診斷結果突然增多，心臟疾病的診斷率猛然升高十九．三%。這個差異有可能是源自於檢驗頻率增高，使得疾病偵測率提高，也有可能是因為「四十幾歲」的病患比較容易被醫師貼上罹患冠狀動脈疾病的標籤，抑或是綜合以上兩者所導致的結果。這也就意味著，不是將滿四十歲的患者被診斷出心臟疾病的整體比率偏低，就是剛滿四十歲的患者整體診斷比率偏高。無論如何，證據都擺在眼前：左位數字偏誤確實會影響急診室醫師的醫療行為。

患者的年齡是醫師在做出診斷決策時，最需要納入考慮的重要特點之一。患者表現出的症狀是由於特定疾病所引發的機率，會隨著病患的年紀而呈現劇烈的變化。心臟病發作之所以在年輕病患身上如此罕見的一個原因，是因為這種疾病絕大多數是冠狀動脈經過幾十年的時間逐漸狹窄所導致的結果。另一方面，也有許多病症很少發生在成年人身上，比方說，川崎氏症是冠狀動脈的發炎性疾病，好發對象通常僅限於幼童。因此，年齡是勾勒出「病症概要」的核心要素，這表示我們的診斷準確性特別容易受到與年紀有關的偏見影響，例如左位數字偏誤。

不過，年齡不只能幫助醫師篩選出正確的診斷，也能幫助醫師判斷患者適合接受哪種治療。對六十歲患者來說安全且有效的治療方式，若是應用在九十歲患者身上，可能就稱不上安全又有效了。於是，這就產生了問題：除了診斷過程之外，左位數字偏誤有沒有對其他方面造成影響？它會不會也有可能影響醫師的治療決策？

接著就讓我們來看看，有一種醫療領域的治療決策鮮少非黑即白、簡單明瞭，因此傾向於依賴主觀性，並且容易產生偏誤，那就是：經歷心臟病發作的高齡患者所需接受的開心手術（open-heart surgery）。心臟科醫師在面對由於心臟病發作而入院的病患時，會試圖找出冠狀動脈阻塞的位置。有時候，心臟病發作可以單純利用藥物來加以治療。有些時候，我們可以透過心導管微創手術（第六章曾經提過的經皮冠狀動脈介入治療），在冠狀動脈內放置支架來撐開阻塞點，緩解血管阻塞的情形。在其他情況下，心臟外科醫師可能必須藉由移植新血管來引導血液「繞過」阻塞點。這是一項重大的開心手術，稱為冠狀動脈繞道手術，簡稱CABG（發音同英文cabbage）。

一如你所能想像的，CABG帶有許多風險。唯有在短期產生併發症的風險低於其潛在效益、亦即延長壽命的情況下，才會執行這項手術。然而，對於某些患者而言，接受CABG手術的風險會比不接受CABG手術、採取藥物治療或單純放置支架所帶來的風險更高。這表示，心臟外科醫師必須謹慎斟酌，哪些患者能夠受惠於手術治療，哪些患者遭受到手術傷害的可能性較高，而這向來不是一項簡單的決定。就如同急診室醫師會憑著訓練和經驗，下意識地判斷不同診斷結果的發生機率，心臟外科醫師也會運用相似的過程來預估一位患者是否有可能因為接受CABG手術而受益或受害。

在這個計算過程中，病患的年齡肯定是關鍵的要素。一般來說，相較於年輕患者，年老的患者在心臟病發作之後比較不容易康復，不論接受何種治療，死亡風險皆會偏高。年老患者也比較容易產生手術併發症，術後的整體存活率較低。反過來說，倘若病患接受CABG手術後的復原情況良好，便可延續壽命，並且改善剩餘人生的品質（無論日子還有多長）。

在一篇發表於二〇二〇年《新英格蘭醫學期刊》的研究中，我們（巴普、奧蘭斯基、哈佛心臟科醫師暨健康政策研究員安德烈・齊默曼（André Zimerman），以及庫森斯）調查了曾經確診心臟病發作的美國聯邦醫療保險高齡受益人接受CABG手術的比率。我們假設，左位數字偏誤有可能對八十歲左右的患者造成影響；原因是相較於七旬病患，絕大多數的八旬病患已經步上人生最後一哩路，受惠於手術治療的機率可能會被認為低於七旬病患。

外科醫師的評斷基礎來源有二，一是有關病患醫療史的客觀數據，二是關於患者的潛在風險與效益略帶主觀性的評估。重要的是，指導方針並未明確規定外科醫師在面對介於這個年齡里程碑的患者時所應採取的作法。我們假定，這樣的主觀性可能會讓左位數字偏誤有機可乘。讓我們試著想像外科醫師潛意識裡的類比數字軸線，跟八十歲患者相比，七十九歲患者距離生命終點的感覺顯得較為遙遠，使得七十九歲患者的手術效益——心臟功能獲得改善的人生歲月——感覺上比八十歲患者的手術效益更高。左位數字偏誤有沒有對風險／效益量表的某一側施加影響，讓手術風險看似變得比較值得承擔呢？

為了回答這個問題，我們利用美國聯邦醫療保險數據搜尋在八十歲生日的前後兩週之內，曾經因為心臟病發作而住院的患者（換句話說，患者住院時的年齡是介於七十九歲又五十週到八十歲又兩週）。我們的假設是，年齡為七十九歲又五十週的患者基本上與年齡為八十歲又兩週的患者並無二致，唯一的差別只有廣義的年齡標籤：七十歲族群相對於八十歲族群。因此，存在於這兩組病患之間的任何差異皆可歸因於被標示為「七十九歲」和被標示為「八十歲」的患者所受到的差別待遇。

儘管這很直觀，然而我們首先必須要做的事就如往常一樣，依然是要尋找能夠證明這兩組病患實質上相同、可以互為反事實組的證據。我們核對了約略九千五百名在八十歲生日前後經歷過心臟病發作的患者的基本特徵，不論是在性別、種族、殘疾狀態、聯邦醫療補助資格，抑或是既已罹患心臟疾病、肺臟疾病、糖尿病、高血壓、高膽固醇、中風、癌症與失智症的比率等方面，這些病患皆無差異。這兩組患者的住院比率也沒有差別，表示左位數字偏誤並沒有對急診室人員執行心臟病發作檢測或建議病患住院的決定造成影響。最後，我們也檢查了這群患者心臟病發作時的嚴重度差異（你可能還記得，我們在討論心臟科會議時曾經提過 STEMI 型與非 STEMI

型），這兩組病患在這方面亦無區別。

因此我們可以確定，這兩組患者彼此互為反事實組。這是有說服力的自然實驗。

以下是我們的研究結果：在八十歲生日前的兩週之內曾因心臟病發作而送醫的患者接受手術治療的比率為七．〇％，在八十歲生日後的兩週之內就醫的患者接受手術治療的比率為五．三％[53]。由於我們已經確定這兩組患者在其他方面均相似，因此，在這兩組患者之間相差一．七個百分點的手術治療率，代表的即是被標示為「七十九歲」患者和被標示為「八十歲」患者所產生的主觀性知覺差異。這意味著，在八十歲生日前後經歷心臟病發作而送醫的患者之中，每五十九人就有一人未接受手術治療的原因，僅僅只是因為患者就醫時的實際年齡已經跨過八十大壽的門檻。

我們要如何證實這個差異是來自左位數字偏誤呢？假如左位數字偏誤真的是扭轉醫師對於病患風險看法的原因，那麼在左位數字沒有改變的情況下，不同歲數的患者接受手術治療的比率便不應該有所差別。於是，我們將研究範圍擴大為七十七歲至八十三歲的病患，再次針對在生日前後兩週之內經歷心臟病發作的患者進行研究。

當年齡的左位數字沒有變化時，不同歲數的患者接受CABG手術的比率只存在微小的差異，且不具有統計顯著意義。而手術比率明顯降低的情況只出現在八十歲

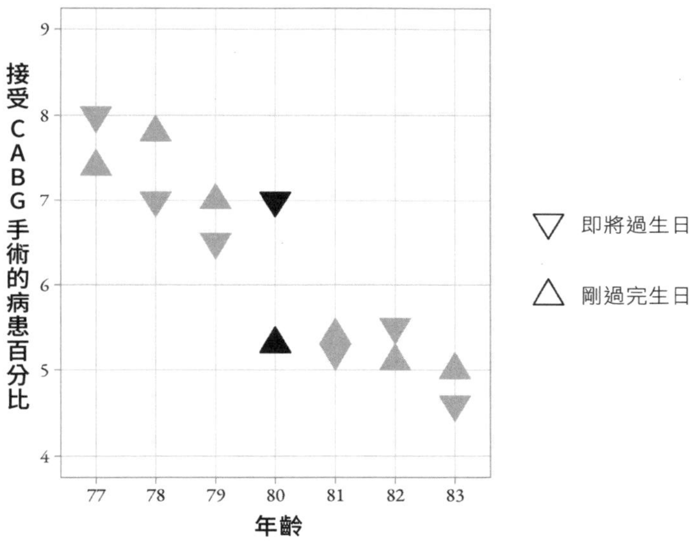

生日——這正是當左位數字偏誤發揮作用時，我們所能預期到的結果。

猶如我們先前曾經做過的一些以生日歲數為基礎的自然實驗，這一次我們也為美國聯邦醫療保險病患指定了假想的出生日期，並再度針對在假想的八十歲生日前後經歷心臟病發作的患者進行實驗。倘若CABG手術比率的差異是受到左位數字偏誤所驅使，我們將不會觀察到在假想生日前兩週之內經歷心臟病發作的患者，與在假想生日後兩週之內經歷心臟病發作的患者有任何差異，而實驗結果也確實沒有任何差別[54]。

截至目前為止，我們已經掌握十

分有力的證據，足以證明左位數字偏誤會影響CABG決策，導致剛滿八十歲的患者接受手術治療的比率明顯偏低。接下來必須回答的問題是：這對病人來說要不要緊？一方面，這些病人錯失了透過手術治療改善心臟血流情況的機會。另一方面，患者反倒也免於接受挾帶著嚴重風險的重大開心手術，以及後續可能相當艱辛的康復過程。

為了探討左位數字偏誤對手術比率造成的效應是否會對患者的治療結果構成有意義的影響，我們著手調查這些病患在一年之後的存活情況（亦即一年死亡率）。由於除了CABG手術比率之外，年齡將滿八十歲和剛滿八十歲患者的各項特徵均無不同，我們便可以將這兩組患者的死亡率差異歸咎於不同的手術比率。

為此，我們進行了一項類似的分析，只不過這一次不是針對手術比率，而是針對死亡率來加以分析。我們發現，在即將度過八十歲生日之前經歷心臟病發作而住院的患者，與過完八十歲生日之後經歷心臟病發作而住院的患者的一年死亡率沒有明顯差別。換句話說，對於年齡接近八十歲的患者而言，接受CABG手術未必總是能提高一年存活率（要是它可以，我們應該就會觀察到即將年滿八十歲、較有可能接受手術治療的患者死亡率較低的結果）。

這並非意味著，這項手術對於這個年紀的患者沒有幫助；這些是合計數字，而且以某些患者的情況而言，手術治療是勢在必行的決定。但是對於「處在灰色地帶」的患者來說，即醫師認為開刀或不開刀都是合理的選擇的時候，不動手術所導致的死亡率似乎也差不多，還可以除卻疼痛與不便，以及執行開心手術的醫療費用。

沒能看穿雜貨店定價為七．九九美金的零售商品其實不如表面上看起來划算的消費者，可謂是省小錢、花大錢的代表。不過，左位數字偏誤對於手術決策的影響可不是這麼一回事。外科醫師清楚明白地知道，一般來說，年長患者跟年輕患者比起來，前者受惠於CABG手術的可能性較低；就這層面而言，外科醫師是「識大體」者，因為「八十幾歲」的患者實際上必須承擔的風險確實會比「七十幾歲」的患者來得高。但若是考量到微小的細節，譬如七十九歲患者與八十歲患者之間的細微差異，外科醫師便很容易受到左位數字偏誤的誤導，而成為「失小節」者。

—

後續亦有其他研究證實，左位數字偏誤影響醫療決策的範圍並不僅止於心臟病發作的急診與手術療護。有多項研究顯示，左位數字偏誤會影響腎臟移植手術。利用全國器官捐贈資料庫中成千上萬的潛在器官捐贈數據，研究人員發現，與其他條件均相似的六十九歲患者所捐贈的腎臟相比，七十歲患者捐贈的腎臟被棄置不用（由於腎臟品質感覺較差而不用來移植）的可能性大幅提高。在另一項有關血液肌酸酐含量（creatinine level，測量腎臟功能的指標，數值越高代表腎臟功能越差）的分析中，研究人員也發現，相較於肌酸酐含量為一．九毫克／分升的潛在捐贈者，肌酸酐含量為二．〇毫克／分升的捐贈者所捐贈的腎臟比較可能被捨棄不用，儘管這兩個數值在臨床上其實非常接近[55]。

在另一項涉及大約十三萬名年齡符合美國聯邦醫療保險資格的急性膽囊炎——亦即膽囊感染，最常見的成因為膽結石造成阻塞，使得維持消化作用所必須的膽汁無法流出——患者的研究中，研究人員發現，與其他條件均相似的八十歲和九十歲患者相比，年齡為七十九歲和八十九歲的患者接受手術治療的可能性明顯較高。對於手術風險較低的患者來說，典型的治療方式為膽囊切除術，也就是經由手術切除膽囊的作法。然而，高風險患者則會優先採取較低侵入性的介入手段，盡量避免開刀治療[56]。

最後，研究人員透過一項囊括了大約十萬名名列全國癌症資料庫（National Cancer Database）的直腸癌患者的研究，嘗試了解左位數字偏誤是否會影響到患者接受「指導方針依從性」(guideline-adherent)照護的機率，亦即醫護人員是否會依據每位患者的直腸癌類型及分期，悉數實施指導方針所建議的手術、放射與化學治療。研究人員發現，相較於六十歲患者，五十八歲或五十九歲患者接受指導方針依從性照護的可能性明顯較高；此外，年齡為六十歲、六十一歲和六十二歲的患者之間則無差別。左位數字偏誤的存在對於這些患者的存活率或生活品質等重要結果造成的影響，仍有待查明。

藉由以上介紹的研究結果，我們可以明白看出，六十歲這個年齡分水嶺對於上述癌症患者來說似乎有其重要性，七十歲分界點對於腎臟移植具有重要性，八十歲大關則是會影響膽囊炎患者所接受的治療方式。換句話說，醫師並不是根據某個單一的神奇歲數門檻來決定病患算不算「老」，而是會依據具體病症來判斷患者「年邁」的程度。

有些醫療錯誤是無法預測的。如同本書前一章曾經描述克里斯把不同患者的藥物搞混的例子，我們很難在事前得知哪一位患者將會因為醫療疏失而成為受害者。因此，

為了盡可能減少這些失誤發生的機率，便設立了給藥系統。例如醫院人員每次給藥時均須掃描藥袋條碼，以確實將對的藥物交到對的病人手中。

不過，也有些錯誤比較容易預測，比如我們到目前為止討論的左位數字偏誤所導致的失誤。這句話的意思並不是指我們可以看見未來。但是，就像我們可以預料得到，平均來說，里程數達到五萬英哩的二手車交易金額，應該會比里程數達到四萬九千九百九十五英哩的二手車成交價便宜；我們也能夠合理地預期，相較於四十歲患者，三十九歲患者在急診室未被診斷出心臟疾病的風險較高。而在上述兩種情況中，可預測的認知錯誤都起了作用。

從我們討論過的範例可以看出，左位數字偏誤結合代表性偏誤（**representativeness bias**）所產生的綜合效應似乎會影響醫師對患者的看法，進而改變其作業方針。然而，左位數字偏誤並不是導致患者被貼上標籤、被分群歸類，從而影響其醫療照護的唯一原因。醫學界經常運用年齡分界點來為患者進行分類，而這種全然武斷的方式會對患者造成實質的影響。

舉例來說，美國預防照護專案小組（U.S. Preventive Services Task Force）（冗長的簡稱為 USPSTF）建議一般民眾接受疾病篩檢以偵測早期癌症。此專案小組建議，所有年滿五十歲至七十五歲的成年人均應接受大腸直腸癌篩檢；而這會使得年齡為四十九歲或七十六歲的成年人接受大腸鏡篩檢的可能性減少，縱使年齡為四十九歲或七十六歲的成年人罹患大腸直腸癌的風險與五十歲或七十五歲的成年人不相上下。USPSTF也建議，年齡介於五十歲到八十歲之間、每天平均至少吸食一包菸、菸齡達二十年的成年人，每年均應接受電腦斷層肺癌篩檢。如此一來，年齡為四十九歲和八十一歲、符合以上篩檢條件的吸菸者所承受的風險雖然相差無幾，接受篩檢的可能性卻會降低（同理，菸齡達二十年、每天吸菸量略少於一包菸的吸菸者接受篩檢的可能性也會降低）。

當然，這不能怪罪USPSTF，我們總得選個年齡設下界線。只是，無論在何處劃下界線，都會形成分界點，任意地將患者區分為左右兩邊。這使得任何形式的分界點成為多種研究領域進行自然實驗的優良來源，包括醫學領域在內。

美國人民最早體會到的重要年齡分界點之一是十八歲。這是站在法律的角度，區別成人與兒童的法定成年年齡。十八歲是介於青春期連續性漸進發展過程中的一個時間點，而青春期指的是人類由「兒童」發育為「成人」的時期，一般始於九歲到十二歲，並會延續到二十幾歲，發育速度因人而異。不用說，青少年族群在過十八歲生日的當天，身體當然不可能突如其來地出現生理性變化。然而，這個世界卻會在突然之間以截然不同的方式對待滿十八歲者，醫學界也不例外。

我們（克里斯與巴普、以及吳傑民和哈佛同事巴內特）想要知道，當患者的身分標籤在一夕之間從「兒童」變為「成人」時，會對其所接受的醫療照護產生怎樣的影響。由於即將年滿十八歲的青少年族群仍然會被歸類為「兒童」，他們所接受的治療方式便有可能基於兩種主要的原因而與被歸類為「成人」的青少年族群有所區別。第一個原因是，相較於「成人」，針對「兒童」採用特定的治療方式或介入手段時所產生的風險與效益感覺上便有所不同。一名醫師在治療即將年滿十八歲的患者時所採用的方法，可能會與其治療青少年時所使用的方法類似，同一位醫師在面對剛滿十八歲的患者時所採用的治療方式，則可能會比較接近其治療年輕成人的方式。第二個原因則與認知偏誤無關，「兒童」患者在進入急診室後會接觸到不同的醫生和護理師，治療場所的環境（兒科專用區域，配有兒科專門人員，並裝飾有色彩繽紛的動物圖案）也有別於成人（風格素雅乏味，沒有多餘裝飾），抑或是必須配合急診室內的不同規範。以上條件皆有可能構成差別待遇。

我們認為，十八歲患者在急診就醫時被開立鴉片類止痛劑的可能性高低，是他們可能遭受的其中一種差別待遇。由於將滿十八歲患者和剛滿十八歲患者從各方面來看應該都很相似，除了被視為是「兒童」或「成人」以外，因此，這兩組患者使用鴉片類藥物的差別便可被歸因於身分標籤不同所引起的差異。不願意為「兒童」開立鴉片類藥物的醫師，在面對「成人」患者時，可能會比較情願使用鴉片類藥物。

透過一項利用商業保險理賠資料庫來執行的研究，我們發現自二〇〇六年起至二〇一六年為止，年滿十七歲或十八歲的青少年族群前往急診室就醫的次數大約為八十七萬五千次。為了了解前往急診室就醫且即將年滿十八歲的患者，與剛滿十八歲的患者在各方面是否相似，我們首先針對年滿十七歲又九到十一個月的患者，與年滿十八歲又一到三個月的患者的各項特徵進行比較。結果發現，這兩組患者有許多特性的確都很相似，包括性別、美國國內居住地位置、罹患慢性疾病（包括糖尿病、肥胖、肺部疾病、酒精使用疾患）的比率，以及過去曾經使用鴉片類藥物的比率、罹患鴉片類藥物使用疾患或用藥過量的比率。另外，這兩組患者前往急診就醫的理由也很類似，主要都是因為受傷和感染，兩者均為此年齡層患者的典型就醫要素。

其次，我們想要了解的是，將滿十八歲的患者在急診室內有沒有受到差別待遇。利用保險理賠數據很難進行這部分的調查，因為這些資料不會透露在急診室內實際發生的重要細節與即時詳情，不過我們還是能夠設法得知負責為這些病患看診的醫師類型。我們發現，絕大多數年齡接近十八歲的患者都是由兼治兒童與成人的急診室醫師來提供照護。然而，相較於將滿十八歲的患者，無論是在兒科專用急診室或是大型急診室的兒科部門，均有少部分剛滿十八歲的患者是由專攻兒科護理且主要負責診治兒童的急診室醫師來提供照護（兩者比例分別為五．四％與一．七％）。

接下來，我們便依據青少年患者的年齡，以月為單位，探討這些患者前往急診就醫後經醫師開立鴉片類藥物的比率。以下是我們的研究結果：

一般而言，隨著年齡增長，青少年患者經醫師開立鴉片類藥物的機率會逐漸升高。假使醫師認為年紀較長的年輕人使用鴉片類藥物的風險較低，這樣的結果或許並不叫人意外。但是，在十八歲這個劃分「兒童」與「成人」界線的分水嶺，卻出現了一道斷層——所謂的不連貫性。年滿十七歲又十一個月的患者接受鴉片類藥物的比率為十三．七％，年滿十八歲又一個月的患者接受鴉片類藥物的比率為十五．三％，後者增加了一．六個百分點。運用統計模型[57]加以考量藥物開立比率逐漸增高的現象及各項干擾因子後，我們估計此增幅實際上比較接近一．三個百分點。

換句話說，這代表對十八歲左右的青少年來說，被貼上「成人」標籤者接受鴉片

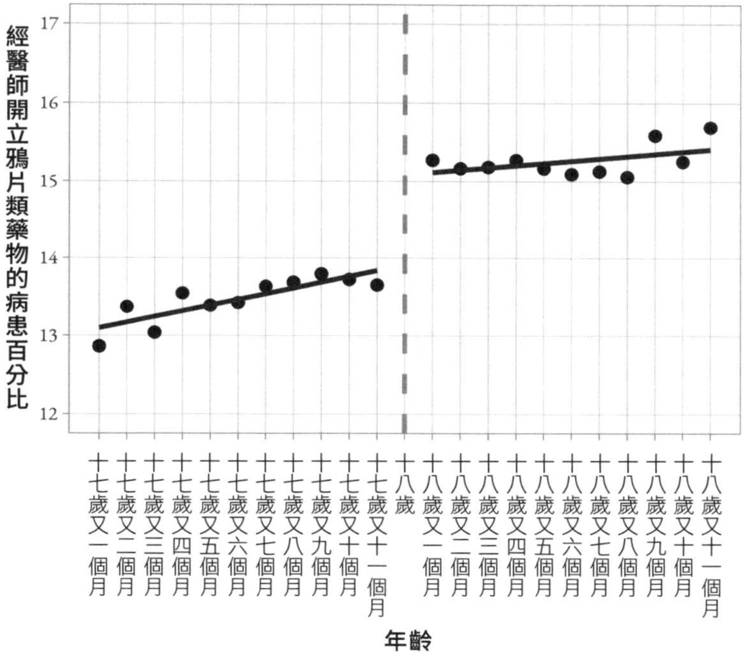

類藥物的可能性比被視為「兒童」者高出九．七%。在美國，年齡介於十五到二十四歲的患者每年前往急診室就醫的次數估計約有兩千零二十萬次，這樣的差異等同於表示，每一年起碼有數以萬計的鴉片類藥物處方箋是依照如此任意武斷的方式開立的。

眾所周知，使用鴉片類止痛劑有導致患者長期用藥、藥物成癮或用藥過量的危險[58]。當然，醫師是在衡量過疼痛控制效益大於治療風險之後，才會使用這類藥物來治療疼痛。但是，當處方開立情況受到武斷的因素左右時，以這個例子來說，武斷的因素是青少年族群是否已達法定成年年齡，藥物治療就只會帶來風險，無法產生效益。那麼，要是鴉片類藥物的使用情況真的有受此武斷因素的影響，我們應該就可以觀察到與此有關的不良事件增多，不是嗎？

於是，我們針對相同的青少年族群重複進行調查，並將焦點放在患者前往急診就醫後，發生與鴉片類藥物有關的任一重大不良事件的機率，這些不良事件包括：長期使用鴉片類藥物、新確診鴉片類藥物使用疾患，或是用藥過量。幸運的是，這些不良事件在患者離開急診室後不常發生。我們發現，在所有急診就醫次數中，任一不良事件在患者前往急診就醫後一年內發生的比例只佔一．六％。不過，在套用與先前相似的統計模型之後，我們發現無論患者的真實年齡為何，被視為「成人」而非「兒童」會導致病患發生不良事件的比率提高〇．二個百分點，這使得年約十八歲左右、恰巧被貼上「成人」標籤的患者發生不良事件的可能性，比被貼上「兒童」標籤者高出十二．六％。

我們的研究結果透露出幾項重要的訊息。如前所述，年齡接近十八歲的青少年族群在急診室會因為「兒童」或「成人」的身分標籤而遭受差別待遇，使其經醫師開立鴉片類藥物以及後續發生不良事件的比率皆有所不同。我們無法肯定地指出導致這些差別的真正原因，但是我們相信，這是由於醫師受到代表性偏誤的影響（治療「兒童」與「成人」的方法有別），再加上治療方案差異（「兒科」照護系統相對於「成人」照護系統），所共同導致的結果。

在我們努力設法解決鴉片類藥物氾濫（opioid epidemic）的問題之際，獲得這樣的研究結果令人感到十分洩氣。基於各種武斷任性的理由（成人／兒童身分標籤正是其一），鴉片類藥物似乎正不斷地侵入病患的家中與社區。但與此同時，如果我們希望促成系統性的改變，即實現可以治療疼痛，同時又能大幅降低風險的方法，我們勢必要先理解，在醫師本於善意開立藥物的行為背後不同的驅動因素。我們的研究顯示，也許是「兒科方法」的某種層面造成青少年族群經醫師開立藥物的情況減少。若將此方法應用到「成人」患者身上，或許有助於遏止鴉片類藥物氾濫的問題。

讓我們再換個比喻。假設有個地方警察局注意到鎮上有汽車超速行駛的問題，而且超速範圍涵蓋許多特別容易引發危險的區域，包括學區，因而導致多起車禍與行人受傷事故。為了制止超速行為，當局考慮在鎮上架設超速照相機，拍攝超速車輛照片並寄發罰單。問題是，這些照相機應該安裝在哪裡才好呢？

第一個選擇是在鎮上的每個十字路口都安裝一台照相機，此舉幾乎可以百分之百遏止超速行為，但是也必須投入驚人的經費成本，顯得不切實際。第二個選擇是在十字路口隨機裝設照相機，這會使得駕駛人普遍放慢速度，因為每個路口都有可能出現照相機。但是如果照相機沒有放置在容易超速駕駛的路段，可能就抓不太到超速違規者，也無法預防高風險路段發生意外事故。

第三個選擇（或許也是最明顯的選擇）是在（a）可預期駕駛人最常超速的地點，例如下坡路段，以及（b）最有必要遏止超速行為的重點區域，例如學區，安裝少量照相機。寄發這些地點的超速照片及罰單，很有可能幫助你利用少量照相機達到事半功倍之效，不僅可以大量逮捕超速駕駛人，也能夠保障行人與學童的交通安全。

當我們認知到醫師犯下錯誤、受認知偏誤影響的方式是可預期的，亦嘗試找出錯誤，並出手干預以防範錯誤發生時，即相當於採取上述第三個選擇。我們並非暗指醫師犯下的疏失等同於刑事輕罪，相反的，這些麻煩幾乎總是會找上那些真正為患者盡心盡力的醫師。話雖如此，找出這些過失最有可能發生在哪些領域並加以研究，是幫助我們創造系統性改變、為所有患者帶來更美好未來的基礎。

舉例來說，觀察特定年齡的患者由於可預測性偏誤——譬如左位數字偏誤及代表性偏誤——導致其所接受的照護服務出現何種變化，就像是在一段長陡坡的盡頭架設超速照相機。想從這裡找出潛在失誤或是思考預防失誤的方法並不困難，我們已經檢視過好幾份醫學研究，證實左位數字偏誤會引導臨床判斷產生可預測性錯誤。現在，我們有機會做出改變。至少，我們可以讓醫師和患者了解，這些偏誤在日常的醫療照護過程中可能扮演著什麼樣的角色。我們也可以整合這些知識，將其運用到由電子健康紀錄所衍生出的數位健康工具之中（後續將詳細說明）。

醫學界還存在著其他形式的可預測性偏誤，這些偏誤不會隨機出現，而是會系統性地發生，只要你找對地方就能看得見。本書到目前為止已經談論過其中幾種偏誤，一如我們在第四章曾經提過一項研究，說明如果醫師在近期之內曾經診斷出患者罹患肺栓塞，可得性偏誤便會致使醫師更加頻繁地檢查其他患者是否也患有肺栓塞。不過，既然醫生也是人，在人們一般而言容易受到偏見誤導的各種情況下，應該也都找得到醫師受偏誤影響的證據。

舉「贏則留／輸則換」（win-stay/lose-shift）捷思法為例。這是一種學習性捷思法，是能夠幫助我們更加順利地完成任務的捷徑。假設我們在執行一項任務，例如解決一道難題時，採用了一種策略並獲得成功，我們就「贏」了。下一次要解決類似的難題時，我們會傾向於「保留」之前的成功策略。但是如果這項策略失敗，害得我們「輸」了，我們便會傾向於「更換」策略，因為它顯然不是致勝良方。贏則留／輸則換捷思法對於許多情況都很有幫助，像是透過嘗試錯誤法（trial and error）來解決新問題，或是設法改善遊戲玩家的攻略等等。但是，倘若你從過去的「輸贏」經驗學到的教訓與未來面臨的挑戰無關，那麼運用這種捷思法可能會產生問題[59]。

麻州大學經濟學家瑪納斯維妮．辛格（Manasvini Singh）認為，贏則留／輸則換捷思法有可能影響到醫師在產房的決策。由於擁有分娩及生產經驗者的人數眾多，使得我們容易忽略醫師在照看一名寶寶、有時或許是多名寶寶同時誕生的過程，需要果斷地做出多少挾帶高風險的決策。分娩產程進展的不確定性、胎兒狀況是否良好的即時顧慮，以及採取介入手段或靜觀其會對母親與胎兒帶來的風險等，在在使得醫師必須日以繼夜地在高壓環境下做出決策。當計畫要自然產的產婦分娩進展不如預期時，醫師最常需要下的決定之一是：是否應該放棄自然產、改為剖腹產（屬於重大手術），或是應該繼續嘗試自然產。

辛格假設，倘若一名醫師在接生過程中，無論是自然產或剖腹產，經歷患者出現併發症的情況，醫師會將此視為「失敗」，因此在為下一位患者接生時，比較有可能「更換」原來的作法。不過，照理來說，三號房產婦當天稍早的情況不應該對六號房產婦稍後的生產過程造成影響，因此在這種情形之下，贏則留／輸則換捷思法會導致醫師在不應該改變作法的時候改弦易轍。按照之前的比喻，這裡便是辛格擺放超速照相機的絕佳位置。

這是一個自然實驗。假設一名醫師每次值班時會負責為兩名產婦接生。如果我們把這名醫師每次值班時接生的數據收集起來，便可將這名醫師負責的產婦分成幾組：有生產順序排在第一位的產婦，也有生產順序排在第二位、且前一位患者未出現併發症的產婦，以及生產順序排在第二位、且前一位患者有出現併發症的產婦。生產順序排在第二位的兩組產婦彼此互為反事實組：檢視生產順序排在第二位、且前一位患者未出現併發症的產婦生產情況便可得知，假使前一位患者是正常生產的話，生產順序排在第二位、且前一位患者有出現併發症的產婦生產情況會變得如何，反之亦然。存在於這兩組產婦之間的任何差異，皆可被歸因於醫師由於前一位患者的接生情況而改變判斷的結果。

在一篇發表於二〇二一年《科學》（*Science*）期刊的研究中，辛格收集並利用多家醫院十年來的電子健康數據，調查了超過八萬六千份由兩百三十一位不同的醫師所負責的接生紀錄，每位醫師平均接生三百九十名寶寶。查閱每份接生紀錄時，辛格皆有註記這是自然產還是剖腹產，並加總計算出併發症次數，包括難產（寶寶在出生過程中卡住）、產後出血及其他母體傷害、臍帶問題，以及嬰兒傷害與併發症。

辛格檢視了每位醫師在這段時間內接生的病患順序，並根據前一次生產是自然產或剖腹產，以及與其有關的併發症發生次數，計算出其次接生的寶寶自然產的機率。由於其次接生的情況應該與前一次接生的情況沒有關係，因此我們可以預期，其次接生的自然產比率平均來說，應該不會隨著前一次接生的併發症次數改變而有所變化。

辛格將所有醫師的數據整合納入單一分析之中，並且依據多項干擾因子進行調整，例如病患年齡、種族與族裔、慢性醫療問題，以及出生嬰兒數量（單胞胎、雙胞胎等等）。

她發現，倘若前一次接生的寶寶是自然產，隨著這一胎的併發症次數增多，其次接生的寶寶自然產的機率會降低：符合贏則留／輸則換捷思法的原則。如果前一胎自然產時沒有出現併發症，其次接生的寶寶自然產的機率為七十九％；如果出現三次併發症，其次接生的寶寶自然產的機率為七十八％；如果出現八次以上併發症，其次接生的寶寶自然產的機率為七十六％。倘若前一次接生的寶寶是剖腹產，當併發症次數增多時，其次接生的寶寶自然產的機率也會增高。如果前一胎沒有出現併發症，其次接生的寶寶自然產的機率為七十六％（因為自然產比較常見）；如果出現三次併發症，其次接生的寶寶自然產的機率為七十八％；如果剖腹產出現八次以上併發症，其次接生的寶寶自然產的機率為八十％。

捷思法所產生的影響程度不大，只有幾個百分點，這即意味著，大多數時候醫師在為下一位患者接生時，似乎都能保持心志澄明；所以，決定要自然產還是剖腹產的關鍵要素是臨床因素，而不是醫師屈服於認知偏誤的結果。不過我們也可以由此明白看出，醫師在面對下一位病患時，內心至少偶爾也會帶著來自前一次經驗的胡思亂想，使其明顯容易採用贏則留／輸則換捷思法。如果不是這樣，我們就不會觀察到自然產比率由於前一胎的併發症次數改變而有所變化的結果。因此，對於一部分選擇自然產或剖腹產的產婦來說，要不是因為醫師在前一次接生時發生什麼狀況，她們或許能有機會選擇另一種生產方式。

辛格在其後續分析中，針對這種想法所導致的影響進行了評估。在經她預測曾經受到前一次接生情況的影響轉而改變生產方式的患者中，她發現這些患者產後住院天數延長、出院後需要額外增加會診次數，以及母親與胎兒死亡率上升——這是最令人擔心的一點——的機率，皆有小幅度增加。贏則留／輸則換捷思法似乎會對醫師產生微小而可預期的作用，而且我們可以從患者身上驗證這些影響。辛格的研究顯示，每年出生的新生兒人數超過三百六十萬人，在他們之中，有數千名新生兒會因為前一位出生的寶寶而影響其所接受的醫療照護，有部分比例甚至會引發嚴重的後果。

關於近期經驗可能會如何影響醫師對待後續其他病患的方式，目前已有多項研究予以證明，辛格在剖腹產方面的研究更是為此增添了一筆出色的論述。在此相關研究之中，有一份研究是由多位加拿大醫師在二〇〇六年所進行的一項調查，哈佛醫師暨健康政策研究員喬德瑞及其同事，分析了加拿大安大略省心房顫動（**atrial fibrillation**）患者的健康紀錄，心房顫動是常見的慢性心臟節律異常，會導致患者因心臟內部形成血塊，繼而阻塞大腦、引起中風的風險增高。為了預防中風，醫師會考慮讓患者接受藥物治療，以產生抗凝血作用（形成「血液稀釋」效果）。但是，抗凝血劑雖然可以降低中風風險，卻會提高出血風險，這表示對某些患者來說，使用抗凝血劑所帶來的出血危險性（例如顱內出血或腸胃道出血）會高於預防中風的潛在效益。儘管研究資料和指導方針均支持使用抗凝血劑的決定，然而，要權衡抗凝血作用的風險與效益絕非易事，並會牽涉到醫師的主觀判斷。凡是有涉及主觀判斷的情況，就有機會讓偏誤趁虛而入。

利用六十六歲以上心房顫動患者的數據，這群研究人員辨別出大約一千兩百位醫師，這些醫師照顧過的病患不是曾經在服用抗凝血劑（這項研究牽涉到的藥物為華法林〔warfarin〕）期間發生嚴重出血事件，就是曾經在未服用抗凝血劑期間罹患中風。換言之，這些心房顫動患者皆曾因為接受抗凝血治療或未接受抗凝血治療而產生併發症。研究人員假設，在負責照顧的病患由於接受抗凝血治療而出現併發症（亦即出血），或是由於未接受抗凝血治療而出現併發症（亦即中風）之後，醫師未來在面對其他病患時比較有可能改變治療策略。聽起來有點耳熟嗎？這正是贏則留／輸則換捷思法所帶來的影響。

研究人員針對每一位曾經治療患者出血或中風的醫師，調查該位患者的住院日期，並且研究在此日期前後九十天之內的情況。假設該位患者發生的事件影響了醫師日後的決策，那麼在併發症發生之後，醫師開立抗凝血劑的比率將與之前有所不同。由於某一位患者出現併發症的時間點對於由同一名醫師所負責治療的其他病患來說，基本上符合隨機定義，這便滿足了自然實驗的條件：醫師在該位患者發生併發症之前與之後治療的病患，彼此互為反事實組；檢視前者的情況即可得知，倘若近期不曾有患者出現併發症，醫師原先開立抗凝血劑的情況會是如何（為了查證這項假設，研究人員一樣比較了這兩組患者的各項特徵，例如慢性醫療疾病及其罹患出血或中風的基本風險，並發現兩組患者的條件相似）。

你能猜得到這項研究的主要分析結果嗎？

在服用抗凝血劑的患者發生出血性併發症之後，醫師後續在面對相似的心房顫動患者時，開立抗凝血劑的可能性會降低，這種效應自併發症發生日起起碼會持續一年的時間。這表示，有些患者未接受抗凝血劑的原因，是由於醫師最近曾經治療過一位經歷出血性併發症的患者，若非如此，這些患者可能便需接受抗凝血治療。為了驗證這項結果是否僅適用於抗凝血劑，而不適用於一般藥物，研究人員調查了一種常用血壓藥的開藥比率。果不其然，在醫師照顧發生抗凝血併發症的患者之後，這種不會引發出血的藥物開藥比率並未出現變化。

有趣的是，研究人員發現相反的情境會導致不同的結果，也就是當未經醫師開立抗凝血劑的心房顫動患者在事後罹患中風，即此情況下最令人畏懼的併發症，照顧這些患者的醫師在併發症發生前後開立抗凝血劑的比率並未有所改變。

所以，在醫師主動提供治療（給予藥物）而引發併發症的情況下，研究人員可以觀察到醫師的行為出現變化，但是在醫師不加以治療（拒絕給予藥物）而引發併發症的情況下，研究人員卻觀察不到醫師的行為出現變化。為什麼會有這樣的差別呢？

單純依據數據很難明確判斷原因，但是這可能與醫師對於自身行動和不行動而引起併發症的相對觀感有關。還記得我們在第六章曾經提過，比起什麼都不做，醫師和足球守門員會迫切地需要做點什麼。也許，相較於不採取行動的情況，醫師對於自己選擇採取的行動所引起的併發症會感受到更為強烈的責任感，因而改變未來的治療行為。

換句話說，醫師對於自身行為引起不良後果的恐懼，可能更勝於不加以行動所導致的後果，儘管這兩種情況都會造成嚴重的傷害，一如我們所見。

另一個可以說明醫師的決策會如何受到過往經驗影響的例子，來自於一種幾乎不需要與患者面對面的醫師：病理科醫師。病理科醫師是專門負責檢查和分析組織、體液及其他取自患者的樣本，以協助做出診斷的醫師。他們是找尋答案的專家，內外科醫師都經常需要倚賴病理科醫師對病患切片檢查[60]的報告，來釐清複雜費解或難以確知的診斷結果。病理科醫師可以透過顯微鏡或是運用先進的檢驗工具來觀察細胞，明確判斷出足以改變患者一生的診斷結果。在充滿不確定性的臨床環境中，他們肩負著挖掘真相的重責大任，使病理科醫師贏得「醫生的醫生」稱號。

我們可能會以為，利用顯微鏡觀察組織和細胞的過程不容易受到偏誤的影響，彷彿病理科醫師每次在報告切片檢查結果時，只是在區分好球和壞球而已。然而，判讀玻片的過程其實並不如我們所想的客觀。病理科醫師的看法不見得總是相同，某一位醫師判定的「好球」，在另一位醫師的眼裡也許是「壞球」。因此，病理科醫師經常會徵詢「第二意見」（second opinions），尤其是在診斷風險偏高的情況。

我們刻意拿棒球來做比喻是有原因的。棒球裁判也是人，肯定有受偏誤影響的傾向，對吧？經濟學家丹尼爾·陳（Daniel Chen）（土魯斯大學）、托比亞斯·莫斯可維茨（Tobias Moskowitz）與凱莉·舒（Kelly Shue）（後兩者來自耶魯大學）經由一項研究證實，站在本壘板、負責判定投手的投球位置是位於好球帶內（即為好球）或好球帶外（即為壞球）的主審裁判，會因為前一次投球的結果產生判斷偏誤。這幾位經濟學家利用美國職業棒球大聯盟比賽期間，投球位置相差一公分以內的數據，分析了來自一萬兩千五百六十四場比賽、由一百二十七位不同裁判所判定的一百五十萬顆好球（打者沒揮棒的情況）。結果發現，當投球位置沒有改變，假如裁判判定前一顆球為壞球，下一顆球被判為好球的可能性便會提高；假如裁判判定前一顆球為好球，下一顆球被判為壞球的可能性便會較高。當投球位置更接近好球帶邊緣，亦即當裁判對於判決結果的不確定性更高時，這種現象會變得更加明顯。換句話說，裁判的判斷偏誤是源自於希望根據先前的投球結果來「拉平」好壞球數的想法[61]。

那麼，病理科醫師也會表現出類似的偏誤嗎？從一方面來看，關於產婦與心房顫動患者的研究告訴我們，近期發生的病患事件會影響醫師處置其後病患的行為。從另一方面來看，病理科醫師並非如棒球裁判一般追求「公平」，希望平均分配對患者不利的診斷與對患者有利的結果。病理科醫師只是試圖發現罹病證據──或未罹病證據──來做出診斷，僅此而已。

在撰寫本書的過程中，我們難得有幸探究一項隨機對照試驗（而非自然實驗），幫助我們了解近期經驗可能會如何導致病理科醫師懷有偏見。在一篇發表於二〇二二年的特殊研究中，由UCLA醫師暨教授喬安．艾莫爾（Joann Elmore）所帶領的研究團隊，利用病理科醫師在提供第二意見之前會先檢閱第一意見的習慣作法，來找尋偏誤存在的證據。這群研究人員想要知道，一位病理科醫師對某個皮膚切片樣本的判讀結果，將會如何影響另一位病理科醫師對同一張玻片樣本的判讀結果。換個說法就是，同一份切片樣本的「第一意見」會對「第二意見」產生什麼樣的影響？

棒球裁判或許是想根據前一次投球的結果來糾正自身的判決，但研究人員想要知道的是，負責提供第二意見的病理科醫師會如何回應同儕所提出的第一意見。

研究人員在這項試驗中向一百四十九位皮膚病理科醫師（專門判讀皮膚組織樣品的病理科醫師）隨機提供了十八份疑似罹患黑色素瘤（對病理科醫師來說具有診斷難度的病症，這類切片檢查經常需要徵詢第二意見）的皮膚切片樣本。病理科醫師必須按照黑色素瘤的侵入性程度來為每張玻片的疾病嚴重度進行分級。這些分級結果便被記錄為第一階段的判讀結果。

等過了一到兩年後，這段等待期應該足以讓病理科醫師徹底遺忘這些玻片及其診斷結果，研究人員再悄悄拿出一模一樣的十八張數位玻片，在病理科醫師毫不知情的情況下，請他們為樣本進行分級。不過，在第二階段被隨機選中的玻片會伴隨附上由另一位病理科醫師所提供的「第一意見」。在此情況下，試驗參與者基本上是被要求為這些玻片提供第二意見。

然而，隨玻片附上的第一意見在事前已經經過研究人員的竄改。研究人員知道病理科醫師在第一階段對每張玻片的分級結果，到了第二階段，便（隨機）提供比原始診斷結果更加嚴重或輕微的「第一意見」給病理科醫師。

因此，處於第一階段的病理科醫師即可作為處於第二階段的病理科醫師的反事實組，幫助我們了解，假使沒有接觸到與其看法相左的第一意見，病理科醫師將會如何判讀這些玻片。而假如病理科醫師對於玻片的判讀結果有所不同，我們便可以合理地判斷，這些差異是源自於研究人員提供的第一意見所引起的偏誤。

研究結果如何？當病理科醫師在第二階段獲知的第一意見比第一階段的原始診斷結果更為嚴重時，他們會被更為嚴重的診斷結果給說服，使得同一張玻片在第二階段的分級結果變得更為嚴重的可能性比第一階段高出五十八％。當病理科醫師在第二階段獲知的第一意見比第一階段的原始診斷結果更加輕微時，他們會被更加輕微的診斷結果給說服，使得同一張玻片在第二階段的分級結果變得更加輕微的可能性比第一階段高出三十八％。不論是在哪種情況下，病理科醫師均傾向於同意這些隨機產生的「第一意見」，從而違背自己原先的想法。而且，傾向於同意第一意見所產生的偏誤，經常導致病理科醫師悖離「正確」的診斷結果（由專家小組一致認同的結果）。也就是說，病理科醫師一開始提出的意見往往是正確的看法，但是在得知「另一位病理科醫師」的第一意見之後，便會被說服而給出錯誤的診斷結果。由此看來，棒球裁判產生的偏誤是為了平衡自身先前的判決結果，病理科醫師產生的偏誤則是為了強化與加固觀點。

這是一個與「定錨偏誤」（anchoring bias）有關的例子。定錨偏誤之所以得其名，正是因為人類在尋找答案的過程中一旦設下起始點，便會傾向於固守著起點，猶如船隻被船錨繫住一般。它不僅會影響醫師提供的第二意見，也會影響電影觀眾在讀過影評之後對電影產生的評價。定錨偏誤與確認偏誤（confirmation bias）密切相關，而確認偏誤指的是，我們會傾向於贊成及優先考慮符合自身原有結論的新資訊，進而去淡化反面資訊的重要性。

當病理科醫師選好一張玻片、看完第一意見，再從顯微鏡往下望時，一切已經不是從零開始；他們會容易固守第一意見，影響到自己對於顯微鏡中觀察物的判讀結果，無論是否自知。

一如往常地，問題再度浮上檯面：面對這一切，我們應該怎麼辦才好？

首先，請不要忘記，在人類累積經驗及學習辨認有助於預測未來模式的過程中，有許多認知偏誤的出現是源自於良好的動機。沒有錯，近期經驗有可能會導致決策偏誤，但長年下來積累的經驗卻是協助醫師善盡職責的得力武器（第九章將詳細說明）。心理捷徑之所以會形成，正是因為它們經常幫助醫師做出正確的決定。如果不是憑靠著大量的模式辨識和快速思考，醫師是不可能像現在這樣照顧這麼多病人的[62]。

當然，認知偏誤與捷思法也很容易引導醫師做出錯誤的決定，為患者帶來傷害，在某些情況下甚至會致死。但是，要想徹底根除認知偏誤根本是不可能的，因為引發這些偏誤的大腦機制已經根深蒂固，現代醫學所能提供的良好照護多半也需要大幅仰賴這些機制。

因此，我們有必要了解，要設置什麼樣的防範措施才能防止患者受到各種偏誤的影響而遭受傷害，同時又可以繼續利用心理捷徑為我們帶來的好處。這說起來簡單，做起來卻非常、非常地困難。就現況而言，我們沒有太多工具可以用來大規模地消除認知偏誤所引起的不良效應，這有一部分的原因是因為直到最近，我們才真正開始明白這些偏誤影響醫師和病患的程度。

儘管如此，我們所應採取的第一步也許依然是要設法為醫師「去除偏誤」：讓他們認識已知存在的認知偏誤及其可能產生的影響。醫學院和住院醫師訓練課程皆已逐漸增設有關認知偏誤、其對病患造成的威脅，及其緩和策略的訓練內容。

舉例來說，我（克里斯）在波士頓醫療中心擔任住院醫師時，曾經加入一項每週上課一次的教學課程，課程名稱是臨床推理練習（Clinical Reasoning Exercise，簡稱C-REX，你猜得沒錯，會議提示電郵真的附有恐龍的圖案）。參與這項團體課程的目的，不是為了洞悉多種疾病的療法進展，也不是為了學習管理罕見疾病時所需注意的微小細節——這些內容已經交由其他教學課程所包辦——而是為了認識身為醫師的我們，在照顧患者、診斷疾病與決定治療方針的時候是如何思考的。這套課程的主旨是改善後設認知（metacognition），即我們對於自身思考過程的理解，好讓我們更加清楚地知道，認知偏誤與其他思考過程可能會如何影響我們的作業方式。如果可以事先留意到偏誤的存在，或許就能更加輕易地避開隨之而來的隱藏危機。

有一個可以避免認知偏誤的方法是藉由實施「認知強化策略」（cognitive forcing strategies），來鼓勵醫師花點時間重新評估自身的思路。正如加拿大戴爾豪斯大學急診科醫師暨病患安全專家派特・克羅斯克里（Pat Croskerry）所述：「相對於捷思法，認知強化策略是一種可以用來具體去除偏誤的技巧，能夠引導決策過程的自我監控行為。認知強化策略的設計是為了防止臨床醫師依循著普遍而言會導致錯誤發生的模式辨識路徑行事……這些規則需要仰賴臨床醫師有自覺地應用後設認知，並且有意識地強迫自己考慮其他替代選項。」換句話說，在醫師必須做出臨床決策的時刻，這項策略能夠迫使他們主動思考——再主動否決——其他行動方針。儘管耗時，這項策略卻是專門設計用來避開前文曾經提過的各種心理捷徑的方法。

認知強化策略在實際作業過程中應該如何實踐呢？假設有一位老年人在家中跌倒之後來到急診室。老人家對於跌倒過程的印象很模糊，但是他的右小腿疼痛難耐，有一側的手腕受傷，鼻子和臉頰也都有傷口——應該全是由於跌倒造成的。X光檢查顯示髖部骨折，手腕和臉部沒有骨折。骨科醫師診視後，決定安排老先生明天進開刀房。因此，負責照顧這位病患的醫師只需要評估及診斷傷勢、給予止痛藥，並於明天一早協助病患做好術前準備即可。

然而，懂得運用認知強化策略的醫師會了解到，外傷傷勢雖然非同小可，需要即刻處理，卻也容易分散注意力：傷口、流血和疼痛總是很容易吸引我們的注意力。這位醫師可能會這麼想（或是大聲地對醫療小組成員說）：「讓我們停下手邊的動作，回想一下。我們在面對每一位跌倒送醫的患者時，都必須詢問導致跌倒的原因。這位老先生有沒有可能是因為血壓下降、心臟病發作或是心臟節律異常而暫時失去意識，造成跌倒的呢？」醫師們可以強迫自己思考替代方案或潛在緣由，讓大腦遠離受到偏誤與捷思法的驅使而導致思緒快速運轉的「高速公路」，暫時繞繞「景觀公路」將有助於更加慎重地考量病患的情況。以這個例子來說，多花一點時間思考後，醫師可能會進行心電圖檢查，進而發現患者是由於心臟節律異常才導致跌倒（而心臟節律異常同樣需要接受治療）。

模擬訓練是另一個幫助醫師了解認知偏誤與捷思法的機會，因為它能允許我們在不傷害患者的情況下犯錯。我們兩人在成為醫師的培訓過程都經歷過許多次模擬訓練，大多數醫師亦須定期接受模擬訓練，以維持特定技能（譬如管理心臟驟停）的認證資格。優良的模擬訓練可能需要使用到高科技人體模型、聘請訓練有素的演員、整合即時數據（例如生命徵象），並利用真實的醫院診間和醫療設備；訓練內容要在合理的條件下，盡可能貼近現實情況。模擬訓練結束後，我們會進行「任務匯報」，與團隊成員和觀察員一起檢閱病例、仔細審視自身的決策與行動，然後思考有哪些地方可以改進。

在一項涉及三十二位麻醉科住院醫師（從醫學院畢業後正在接受住院醫師訓練以成為麻醉科醫師的醫生）的研究中，受試者在錄影狀態下進行了一系列麻醉科醫師經常會遇到的緊急情況模擬訓練，例如過敏性反應（anaphylaxis）、肺栓塞、呼吸管路放置困難等，這些情況均具有高危險性，需要迅速做出決定。與此同時，在一旁監看模擬訓練的專家會協助觀察九種常見的認知偏誤。與此刻的你意料之內的情形一樣，這項研究的結果指出認知偏誤十分常見，舉例來說，定錨偏誤出現在六十二%的模擬訓練，八十%的模擬訓練可以觀察到「過早斷定偏誤」（premature closure bias）（與定錨偏誤相似，意指在得知所有資訊之前，便已認定某種診斷結果的傾向），還有六十八%的模擬訓練可以觀察到「沉沒成本偏誤」（sunk-cost bias）（意指即使有證據顯示某個行動方針有誤，然而由於你已為此投入資源，因此仍會繼續執行該行動方針的傾向）。這項研究不僅指出認知偏誤普遍存在於模擬訓練中，縱使受試者清楚知道自己正在受人監視；也透露出，模擬訓練是讓醫師在安全環境下認識自身認知偏誤的可行之道。

雖然教育和訓練可以確實提高我們對於認知偏誤的意識，它們所能提供的幫助也僅止於此。不過，還有其他工具能夠帶來幫助，我們之前討論過其中幾種。譬如說，手術劃刀前的作業靜止期，也一樣是設計用來促使手術團隊的思緒駛離「高速公路」，暫時改繞「景觀公路」，以確保團隊成員即將要為對的病人執行對的手術項目。

以研究為基礎的指導方針及其他可用來輔助決策的工具（有時稱為臨床決策支持〔clinical decision support〕）也可以帶來幫助。比方說，我們在CABG手術的左位數字偏誤研究中發現的捷思法，便可利用風險計算器來加以預防。運用數百萬名病患的數據來預測術後產生不良結果的機率，美國外科醫師學會（American College of Surgeons）的線上風險計算器可以估算多項手術程序的風險，不受左位數字偏誤的人為影響。風險計算器是按照連續性的數字軸線來處理年齡，不像我們會自動地將患者區分為「七十幾歲」或「八十幾歲」。比如說，基層醫療醫師便可以利用美國心臟病學會的線上風險計算器來協助決定病患服用他汀類藥物是否可以降低膽固醇，以及預防心臟病發作。

其他整合於電子健康紀錄的數位工具則可監測病患數據，提供即時協助以避免認知偏誤。「數位推力」（digital nudges）可以提醒在醫院工作的醫師和護理師，患者的中央靜脈導管或導尿管的置入時間過長，必須移除以避免感染，這些簡單的小事很容易被人遺忘。我們也可以為罹患特定疾病的患者建立「套裝醫囑」（order sets）作為核對清單，以此提醒易受忽略的照護層面；舉例來說，心衰竭病患的套裝醫囑可能會敦促醫師開立ACE抑制劑（一種對這類病患有益的血壓調節藥物）。此外，更精密的演算程式還可以掃描數據，在醫師的診斷結果遺漏敗血症時提出警告。敗血症是一種需要立即治療、卻很容易遭到遺漏的嚴重病症。

雖然原則上，這些數位工具不會像我們人類一樣容易受到認知偏誤的影響，不過我們不能忘記，這些工具也是由人類編程設計而來的。演算程式可以客觀沉著地運算數字，演算程式設計師卻有可能不自覺地對其施加影響。比方說，如果電子警報系統的預設條件是提醒急診室醫師年滿四十歲以上的患者有心臟病發作的風險，那會怎麼樣呢？相較於三十九歲患者，這樣的警報系統很有可能導致醫師更頻於檢查四十歲患者有沒有心臟病發作的問題，因而產生左位數字偏誤或甚至是加重其影響[63]。

換個角度來說，假如手術風險計算器在進行風險預測時，沒有將患者的吸菸狀態——會影響多項健康結果的重要因素——納入考慮，它便無法準確區分吸菸者與未吸菸者的風險差異（前文提到的兩種計算器皆可分辨這兩者的風險）。又或者說，假如作為演算程式預測基礎的數百萬名病患並未包含特定族群，則此演算程式所產生的預測結果將無法準確適用於多元化群眾。假設有一款專門偵測敗血症的演算程式是以配有一千床的大型都市醫院的病患數據為基礎，在另一間只有六十張病床、患者族群完全不同、治療的病症類型也不相同的小型鄉下醫院運用這款演算程式，可能便無法產生準確的效果。

雖然在我們的討論範圍之外，還有許多其他策略可以用來避免認知偏誤和捷思法所引起的不良效應，但是這個世上沒有萬靈丹。大多數對策均具有缺點或限制：也許是耗費的時間太長，實際應用於病床旁的可行性不高，抑或是容易衍生出其他不相關的偏誤等。隨著我們持續辨別認知偏誤在日常醫療照護服務所扮演的諸多角色，我們勢必要不斷地尋找方法來減輕偏誤造成的傷害，同時亦須避免衍生出新的傷害。

以當前現況來說，這意味著醫師與病患均須對於治療過程中可能產生的認知偏誤抱有意識。光是花時間認真思考這個可能性，或許便足以大幅減輕傷害。

在談了這麼多種「偏誤」之後，也許你已經注意到，我們所探討的內容明顯遺漏了某些特定的偏見類型。我們為什麼略過不提在美國社會裡隨處可見、由性別、種族或其他個人特質所引起的偏見類型呢？進入下一章，我們就要來討論這幾種偏誤是如何藉由低調、不醒目的方式來影響醫師及醫療照護服務。

第九章

怎樣才算好醫生？

密西根大學教授暨醫師艾略特・泰博（Elliot Tapper）還在讀醫學院的時候，就對電視上的醫生很感興趣。他注意到，現代戲劇節目中的醫師與數十年前所刻劃的醫師形象很不一樣。對此箇中差異深感好奇的泰博，從此成了醫療電視劇的行家，在兼顧學校課業、解剖實驗和醫院值班之餘，總會忙裡偷閒，抽出時間來欣賞及研究電視劇。泰博最早開始研究的電視劇是於一九五〇年代播出、堪稱電視史上首部醫療人氣劇的《醫生》（*Medic*）；爾後，他的研究範圍便逐漸擴大，隨著時間延伸至《維爾比醫生》（*Marcus Welby, M.D.*）、《急診室的春天》（*ER*）、《醫院狂想曲》（*Scrubs*）、《怪醫豪斯》（*House*）與《實習醫生》（*Grey's Anatomy*）等等。那是發生在二十一世紀初、一個現在難以想像的時代，早在串流服務興起之前的事，表示他必須借用圖書館視聽室才能觀看《外科醫生》（*M*A*S*H*）；想要觀賞《波城杏話》（*St.*

Elsewhere）的話，還得先請 Netflix 把 DVD 光碟郵寄給他。

泰博將他的觀察結果寫成了一篇論文，但是在當時，論文發表的過程並不順利。「我把那篇文章投了出去，『同儕』審查的結果寫著，『艾略特．泰博不是歷史學家，本文內容即為明證』，」泰博在十二年後回憶道，「偶爾想起這件事，我都會暗自發笑。」雖然泰博在當時以及現在確實不是一名歷史學家，不過應該沒有（任何一位）年輕受訓醫師對醫療類影集的涉獵程度足以與之匹敵。

「我們首先挑選經過醫學協會認可、對劇中醫師的角色行為掛保證的醫療劇集來進行研究」，在談到以高度理想化的醫師形象為特色的節目時，泰博於二〇一〇年這麼寫道。一九七〇年代流行的同名影集中的主角馬可仕．維爾比醫生，也許是說明此現象的最佳範例。馬可仕．維爾比是一位上了年紀、認真盡責的家庭醫生，從來不曾辜負患者的期望[64]。但是，這種超乎常人的角色刻劃效果只是曇花一現，根本不符合病患就醫時見到「現實生活中的醫生受到時間及個人性格缺陷之束縛」的情況，泰博寫道。

醫病雙方都曾經努力想要調和電視節目帶給人的期望與現實生活之間的矛盾。然而，期望與現實之間的差距卻大得足以讓醫療事故保險公司根據《紐約時報》（*The*

New York Times）在一九八五年刊登的一篇文章：〈醫師面臨形象太過良好的問題〉（Physicians Have an Image ProblemIt's Too Good），杜撰出「馬可仕．維爾比症候群」（Marcus Welby Syndrome）一詞。除了擁有近乎完美的臨床敏銳度，還熟知醫療技術的現代發展，馬可仕．維爾比這個角色為醫師建立的標準，無人能望其項背。

但是看在保險公司的眼裡，現實生活中的醫師根本是在幫倒忙。「許多醫師會展現出一副極富自信的可靠神態來說服患者無須擔心，這正加深了馬可仕．維爾比主義留在人們心中的印象，」《紐約時報》寫道。「然後，等到事態不對的時候，患者會感到既震驚又錯愕；而當這樣的例子越來越多，醫療事故訴訟便會成立。」美國醫學會（American Medical Association，簡稱AMA）對此表示同意。「我們對患者太過有自信。我們需要改善病患的期望。我們必須更坦白地讓患者知道，事情有可能不順利」，一名AMA官員表態說明，為了做到這一點，「公眾態度必須大幅改變」。

隨著時間過去，出現在電視螢幕前的醫師逐漸地贏得觀眾的認可。這些螢幕人物的缺點、複雜性與不完美的判斷力——它們人性的一面——成為了電視角色的主要特質（《怪醫豪斯》的影迷們想必一定會同意這一點）。自從正確性不再擔任醫療劇普遍追求的看點之後，一項針對《急診室的春天》、《醫門英傑》（*Chicago Hope*）與

《實習醫生》等節目進行的分析發現，這些影集一概傾向於描寫戲劇性的診斷結果，劇中人物的死亡率幾乎比真實人生高出九倍，設法讓具有多種面向、性格帶有瑕疵的醫師角色陷入令人難以想像的棘手局面，似乎便成為黃金時段戲劇節目的致勝公式。「電視節目對於醫師這樣的角色題材不斷地有需求……說明一般大眾始終對於醫師的技藝、專業技術及身分感到著迷」，泰博寫下結論。

有些醫師就是不太喜歡看醫療劇。一方面可能是因為這些劇情過於離譜，讓人無法專心入戲；另一方面也許是因為故事情節與工作內容息息相關，因而發揮不了娛樂效果。不過，許多醫師也不得不承認，醫療職人劇確實影響、也形塑了我們自視為醫師的形象。

對克里斯來說，在眾多電視影集裡，最令他印象深刻的醫師角色是在《星際爭霸戰：重返地球》（*Star Trek: Voyager*）中，由演員羅伯特・皮卡多（Robert Picardo）所飾演、經常被簡稱為「醫官」的緊急醫療全像程式（Emergency Medical Hologram）一角。在這部影集中，緊急醫療全像程式是一套會走路、會說話、擁有人類外形、也具有感覺能力的電腦程式，其設計目的是為了在星際戰艦「航海家號」（Voyager）發生大規模傷亡事件時，擔任緊急醫療助理一職。但是當航海家號被驅逐到銀河另一邊，沒有任何醫療人員生還時，醫官就成了整艘戰艦上唯一存活的醫療照護者。緊急醫療全像程式的編碼數據納入了廣泛的醫學知識與技術能力，比任何一位「真人版」醫生所能懂的還要多。不過，身為一套電腦程式，醫官的病床畔禮儀（**bedside manner**）令人不敢恭維，他也缺少我們認為專業醫療人員所應具備的同理心，以及與他人建立良好關係的能力。隨著劇情發展，在戰艦穿越銀河的旅途中，醫官的病人及其他艦隊成員終於教會他作為一名醫師、以及作為一個人真正的意義。

希望在這段你我同行的閱讀旅程中，此刻我們已經成功說服你接受「醫生也是人」的概念。如果我們還沒說服你，也許是因為你最愛的電視影集裡的醫師角色已經一馬當先，拔得頭籌。

這本書花了很多篇幅在探討，醫師的人性層面如何導致其產生盲點：容易犯錯、也容易受偏誤影響。想當然，人性層面對於醫師的專業來說也很重要。擁有人性的醫師才能夠與患者感同身受、幫助病患了解其自身的健康狀態，並採取行動來改善病人的生活。擁有人性的醫師才會將患者視為一個完整的人來治療：一個有價值、有在乎的人事物、有希望、也有恐懼的人；而不是把患者看成是一群相當於治療目標的細胞、組織及器官的合成體。也正是因為擁有人性，才讓我們有信心相信，醫師在短時間之內還不會被如《星際爭霸戰：重返地球》中的人工智慧所取代。

一九二七年，哈佛醫學院教授法蘭西斯．皮博迪（Francis Peabody）在波士頓市立醫院留下一篇寫給醫學院學生的著名論文，從許多方面來看，這篇寫於一世紀之前的文章，直到今日，重要性依然絲毫不減。文章內容提到：

> 想想過去三十年間，科學驚人的發展及其與醫學之間的關係，以及現代醫師所須仰賴的龐大科學資料量，便不難理解醫學院對這方面的教育問題日益感到擔憂的原因。而在校方全神貫注於消化及串聯新知的艱鉅任務時，便很容易忽略掉「應用科學原理來診治疾病只是醫療作業的其中一個層面」之事實。從最廣泛的意義上來說，醫學的實踐涵蓋了醫師與患者之間所有的關係。醫學的實踐是一種立基於醫藥科學的藝術，它對醫藥科學的依賴性雖日漸增強，卻依然是由許多仍不屬於任何科學領域的事物所構成。醫學的藝術層面與科學層面不是互斥關係，而是互補關係。

儘管每位醫師在考取醫學資格證書時，均須經歷標準化的科學訓練，然而我們關心及照顧病患的方式卻是由許多因素所共同形塑而成的，如皮博迪所述，這是醫療作業的藝術層面中重要的一環。有些因素是後天習得的；有些則是由醫師本人與生俱來的長處、背景、個性及獨特觀點所形成的。

假如醫師的能力跟技術好壞是取決於其如何實踐醫學的科學層面及藝術層面，那麼一定有人能夠做得比別人「更好」。我們使用引號來突顯「更好」兩個字的原因是，縱使有一些雜誌會刊登「頂尖醫師」名單，然而在這個世界上，其實並沒有公認的方式能夠分辨得出一位醫師的能力比另一位醫師「更好」這件事[65]。我們兩人都曾經遇過對我們讚譽有加的患者，也曾經遇過覺得我們差勁透頂的病人；也有一些醫師同袍會在我們的看法與其他同僚的觀點有所不同的時候，選擇信任我們的臨床判斷勝過其他人。

不過，這個世界上肯定存在某種客觀的衡量方式，讓我們能夠藉此看得出一位醫師比另一位醫師表現得「更好」的地方。舉例來說，與同儕相比，有些急診室醫師必然能夠更快或更常取得正確的診斷結果；有些外科醫師進行特定手術的併發症比率必然會更低；也有些基層醫療醫師所照顧的糖尿病患者受到良好控制的比例必然會比其他同袍來得更高。如果我們針對正確的變項進行充分的測量，並以合乎情理的方式來定義「好」、「壞」及「普通」，一定能夠找出某種模式來幫助我們區分醫師提供的照護品質。

《英國醫學期刊》（*British Medical Journal*）曾經向讀者提問：「怎樣才算好醫生？你覺得如何才能成為好醫生呢？」結果收到了來自二十四個國家的醫師、護師、病患及其他人士總計超過一百封的回函。從中浮現出幾種主題思想。有一種想法認為：訓練不是一切，醫師不是只要知道最新的科學與技術就好（一如皮博迪在一九二七年寫下的想法）。另一種思想是：醫師傾聽病患、護理師及醫療團隊成員的意見並與之溝通的方式，對於促進團隊合作和提升病患照護十分重要。好醫生一定要對病人有同情心及同理心；好醫生一定要關心病人整體的生活，並且要能站在病患的立場，為病患爭取權益；好醫生應該要能夠坦然地接受不確定性以及隨之而來的不安全感；好醫生必須要懂得謙卑：願意聆聽不同的意見，犯錯時勇於承認，接受自身能力有限的事實，有不懂的地方要誠實以對。

即使拚盡全力，大多數醫師恐怕還是很難完全體現符合以上定義或任何其他定義的好醫生標準。無可避免地，我們總會在某一個領域展現出卓越的能力，而在另一個領域表現得差強人意。真正重要的事情多半很難教，不然就是需要時間和經驗才學得會。因此，《英國醫學期刊》的讀者對於如何成為好醫生的提問沒有給出太多回應，也不令人感到意外；讀者的觀點總結如下：「我們只能期盼選出擁有適當天賦（而不是適當考試成績）的『醫學院』學生。」

為了回答怎樣才算好醫生的問題，讓我們先試著解決一個基本的問題：倘若醫師需要憑藉多年的經驗來磨練技術，這是不是表示，資深醫師的技術必然會比年輕醫師的技術更好呢？

若是從醫師通過初步「考驗」，亦即住院訓練——年輕醫師初次要為罹患各種疾病的患者進行診治的階段——之後的情況來思考，顯然會出現兩種互有競爭性的假說。第一種假說是，假設醫師是透過經驗來學習（事實上也確是如此），那麼閱歷數十載的資深醫師理當會比初出茅廬的年輕醫師技術更好。另一種可能則是，由於住院訓練是以醫學研究的最新發展來作為訓練基礎，剛剛結束住院訓練的年輕醫師應該會比資深醫師更加熟悉最新的治療方法與技術，因此，病患的治療結果也應該會較為理想（在這方面，我們不能怪罪資深醫師沒有跟上醫學研究不斷前進的腳步，那本來就是一項艱鉅的任務，尤其是在生物醫學研究論文每年發表的數量超過一百萬篇的情況下）。

我們（巴普以及UCLA研究員津川友介與哈佛同事紐豪斯、扎斯拉夫斯基和布魯門索）透過一項發表於二〇一七年的研究，嘗試說明年齡對於負責治療院內患者的內科醫師可能造成的影響。這類內科醫師被稱為駐診醫師（hospitalists）（此名稱即反映出這類醫師的專長領域為治療住院患者），專門為美國國內的住院患者提供主要照護，而這些患者最常罹患的急性病症包括嚴重感染、器官衰竭、心臟問題等等。

研究駐診醫師除了可以取得龐大的研究數據之外，還有另一項好處。在許多醫療環境中，患者是可以根據醫師的病床畔禮儀、專業度表現、積極回應度以及其他無以推斷的因素來選擇醫生的。這表示，打個比方來說，病情比較嚴重的患者可能會選擇經驗比較豐富的醫生，認為這樣可以獲得比較有效的療護。如果實際情況真的是這樣，我們便有可能得出錯誤的結論（基於干擾因子的存在），以為年事較長、閱歷較豐的醫師治療患者的結果會較不理想，但那其實只是因為這些醫師所治療的患者發生不良後果的風險本來就偏高的緣故。

然而，住院患者並沒有主動挑選駐診醫師的權利，而是必須由當時值班的醫師來負責提供照護。駐診醫師的輪值班表往往是依照多日天數來進行區塊性調整：每次值班也許會持續一到兩週。如此密集的工作量，使得駐診醫師很快便成為醫院療護的專家，並培養出與一般來說較常從事門診照護的多數醫師不同的思考模式。

很幸運地，這為我們創造出許多自然實驗的條件。住院患者幾乎是隨機性地按照住院時間被分配給當時恰好值班的駐診醫師照顧[66]。只要我們收集的病患資料夠多，足以涵蓋可能導致患者住院的各種病症類型，那麼由不同駐診醫師照顧的患者便可互相作為反事實組，存在於患者之間的任何差異即可被歸因於不同駐診醫師之間的差異。

我們利用年滿六十五歲以上的聯邦醫療保險病患數據，以及某個含有醫師年齡的資料庫，找出自二〇一一至二〇一三年間，大約七十三萬七千次由一萬九千名左右的駐診醫師負責管理的緊急住院事件，並且依據駐診醫師的年齡將患者分成四個組別：醫師年齡未滿四十歲、年齡介於四十到四十九歲、年齡介於五十到五十九歲，以及年滿六十歲以上。

我們採取的第一個步驟（你現在八成已經猜得到）是比較這四組患者的特徵。

假如住院患者是以近乎隨機的方式被分配給不同的醫師照顧，那麼不管醫師的年齡為何，這幾組患者的條件應該都會很接近。事實上，這四組患者在性別、年齡、種族、罹患慢性病症的比率，以及聯邦醫療補助資格狀態（一項社經地位指標）等方面確實都很相似。我們可以合理地認為，這些組別彼此互為反事實組。

不過，負責治療各組病患的駐診醫師彼此之間的條件卻不盡相同。自完成住院訓練起開始算，年紀較長的醫師所累積的經驗明顯較多，年齡未滿四十歲的醫師在完成住院訓練之後平均擁有四．九年的臨床經驗，年滿六十歲以上的醫師則平均擁有二十八．六年的臨床經驗。年紀較長的醫師也比較有可能會是男性（未滿四十歲的醫師有六十一％是男性，六十歲以上的醫師則有八十四％是男性），這反映出近幾十年來，醫師這份職業在性別結構方面的改變。除此之外，這些醫師所治療的患者人數也有差異，相較於位居中間年齡層者，未滿四十歲的醫師與年滿六十歲以上的醫師所治療的患者人數往往較少。研究數據並未指明造成此差異的原因，也許是因為年輕的醫師有在接受額外的訓練或是忙著照顧年幼的孩子，年老的醫師則已接近退休年齡，使得這兩組醫師在醫院值班的時間較少。無論如何，我們手上都已經掌握具有說服力的自然實驗。

但是，事情才進行到一半而已。為了回答老醫生的技術是不是比年輕醫師「更好」的問題，我們必須要先定義這裡所指的是哪方面的技術。換句話說，我們應該要拿什麼來做比較呢?對於專治患有生命威脅性疾病而須住院者的駐診醫師而言，有一種顯而易見且單純的衡量方式，那就是患者死亡率。有一定比例的住院患者是不管由誰來治療都一樣會死或會活，但是對另一部分的住院患者來說，醫師的臨床判斷、決策及技術能力，卻有可能會導致生與死的差別。

因此，我們所採取的下一個步驟是比較這四組患者的死亡率，具體而言是三十天死亡率。我們運用統計模型納入病患及醫生在某些特徵方面的差異[67]，並且比較在同一家醫院內由不同年齡的醫師負責治療的病患結果後[68]，發現醫師的年紀越大，患者死亡率越高。未滿四十歲醫師的患者死亡率為十.八%，年齡介於四十到四十九歲的醫師之患者死亡率為十一.一%，年齡介於五十到五十九歲的醫師為十一.三%，六十歲以上醫師則為十二.一%。如果要從實際的角度來估量這些數字所代表的涵義，以上研究結果即意味著，假設年滿六十歲以上的醫師負責照顧的患者人數為一千人，在這之中有十三名病逝的患者若是交由未滿四十歲的醫師來照顧，便有可能倖存。

為了確認上述死亡率差異是由於醫師的年齡差異而非其他因素所引起，我們額外進行了幾項測試。年紀較大的醫師或許比較有可能照顧到平均死亡風險偏高的患者，因此我們在排除癌症住院病患，以及生命已到盡頭、於是出院改為接受安寧療護的患者之後，再次進行分析（以防年紀較大的醫師照顧這些患者的方式有所不同）。結果發現，不同年齡組別之間的死亡率模式依然沒變。我們也嘗試將患者的年齡限制在六十五歲到七十五歲之間再重複進行分析，因為這個年齡區間的患者與其他聯邦醫療保險病患比起來較為年輕，死亡的可能性較低。然而，相同的死亡率模式又再度出現。考慮到較長天數的死亡率結果或許會有所不同，我們又使用六十天和九十天死亡率反覆進行分析，但是，同樣的模式還是一再出現。

醫師的年齡與患者的死亡率之間似乎真的存在如以上結果所顯示的關係，年輕醫師的病患治療結果比饒富經驗的老醫師更好。這讓我們不得不問：為什麼？

可能的解釋有兩種。第一種是年齡效應真的存在，也就是說，年紀變大真的會改變醫師的執業方式，導致患者死亡率增高。也許，年長醫師對於自身經驗過於有自信，在遇到「已經看過百萬次類似病例」的情況時，容易任由定錨偏誤等想法誤導，因而遺漏不易診斷的病症。第二種解釋，也是我們認為可信度較高的解釋則為，受訓年代不同，使得年長醫師和年輕醫師做事的方法確實不一樣。假如年長醫師所接受的訓練與年輕醫師相同，前者的做事方式便會與後者相同，反之亦然。醫師在受訓期間會接觸到當代的醫學思想，這些觀念會在他們的心中牢牢地扎根。年輕醫師因而能夠擁有較新的臨床知識。倘若年長醫師沒有跟上研究與科技的最新進展，或未遵照最新指導方針的指示，其所提供的照護便有可能比不上年輕同儕的照護品質。

不同年齡的醫師做事方法可能有所不同，研究數據只能告訴我們這麼多，這令我們難以明確地回答前面提出的問題。不過，我們還發現了其他線索。

能夠幫助醫師時時接收最新資訊的一種簡單的方法，就是照顧病人。當患者前來尋求醫療協助時已經自知確診某種疾病，這便會促使我們去查找與該病症有關的最新研究、指導方針或建議事項。導致年紀大的醫師患者死亡率較高的原因有可能不是醫師的年齡本身，而是由於其所接觸到的病患數量少。

為了驗證事情是否真是如此，我們再一次進行分析，不過這一次是依照年齡以及看診數量來為醫師分組。結果發現，在「看診數量少」的醫師（在任何一年內治療的患者人數沒那麼多的醫師）當中，年長醫師的患者死亡率依然較高。這個模式對於「看診數量居中」的醫師來說變得較不明顯；至於「看診數量多」的醫師，則是完全觀察不出這個模式，各年齡層醫師的患者死亡率都很相近。

我們要怎麼看待這樣的結果呢？整體來說，年長醫師的患者死亡率確實是高於年輕醫師；不過，醫師的年齡、看診數量與死亡率結果之間似乎真的存在某種關聯。從實際層面來看，只要醫師接觸的病人數量夠多，年齡就不會影響醫師所提供的照護品質。然而，要是接觸的病人數量不夠多，年長醫師的表現似乎便會遜於年輕同儕。

總的來說，這是否表示年輕醫師的表現比年長醫師「更好」呢？依這項研究的結果來看，如果「更好」的定義是一位駐診醫師在三十天內的患者死亡率較低，那麼我們必須說：是的，一般的年輕醫師會表現得比一般的年長醫師更好。

韋恩州立大學醫學院院長傑克·索貝爾（Jack Sobel）本身也是一名資深醫師，他在思考這項研究的結果之後表示，當醫師的年紀變大，「看診數量多的醫師在技術或專業能力方面可能不會退步。或許，看診數量少和數量居中的醫師只是因為接觸的病人不夠多，所以沒有跟上（最新發展的）腳步。或者，也有可能是因為這些醫師懂得比較少，病人數量才跟著減少。我們分不清楚哪個是因、哪個是果……但原因不是臨床技術水準下降。年滿六十五歲以上的醫師只是不熟悉新方法罷了。這就是年輕一輩的醫師享有優勢的原因。因為年輕人懂得運用新科技，也比較了解新型藥物。」

但是，即便看診數量少和數量居中的年長醫師的患者平均死亡率較高，也不代表世界上不存在表現得比一般的年輕醫師更好的年長醫師，抑或是表現得比一般的年長醫師更差的年輕醫師。再說，有些醫師的整體表現雖然可能沒有達到平均水準，但是在管理某些疾病或是照顧特定患者族群時的表現卻異常出色。身為病人和身為研究者所須面對的共同難題，就是難以辨別每位醫師的能力高低。

一個能夠幫助年長醫師降低看診數量少所帶來的必然影響的方法是，藉由付出額外的努力，例如閱讀醫學期刊、參與繼續教育（這是維持醫師資格的必要條件），以及指導年輕醫師——資深前輩通常有很多東西可以傳授給年輕後輩——來填補差距，保持資訊更新。索貝爾自己是透過每天閱讀醫學期刊和指導學生來保持資訊敏銳度，「我正好是個沉迷於追求最新資訊的人，」他說，「但不是每個人都像我一樣。」

在前述研究中，我們嘗試只利用客觀方式來評估醫師的表現，即難以否認也不容改變的明確數字。想當然耳，關於醫師的表現也有主觀的評估方式，那便是我們對於自身能力或是其他醫師相對於同儕的優秀程度所做的自我評估。不用說也知道，這些主觀性評估很容易受到偏誤的影響。當我們拿他人來與自己做比較時，人類會傾向於過度重視自身的技能，而輕視他人擁有的能力。這是一種定錨偏誤，使我們固執地強調自身的能力水準，並依據他人相對於我們所擁有的優點來評估他人。對於從客觀角度看來頗為容易之事，我們往往會認為自己的表現「優於平均」，而沒去想假如這件事對我們來說很容易，那對其他人來說八成也不難[69]。這種「優於平均效應」（**above-average effect**）又被稱為「烏比岡湖效應」（**Lake Wobegon effect**），其名稱由來為蓋瑞森．凱羅爾（**Garrison Keillor**）在他所主持的電台節目《大家來我家》（*A Prairie Home Companion*）中虛構的烏比岡湖小鎮，據說在那個小鎮裡，「每個女人都力大無窮，每個男人皆相貌出眾，所有小孩均異常優秀」。

若是問一群醫生，他們治療肺炎——病房醫師一天到晚都在處理的「簡單」病症——的能力是不是比一般醫生更好，根據烏比岡湖效應，我們可以預測，絕大多數的醫生會認為自己的能力「優於平均」。這表示，現實生活中可能有很多表現遜於平均水準的醫生在提供劣質照護的同時，還沾沾自喜地以為自己實屬杏林高手之列。

—

截至目前為止，我們所討論的對象都是駐診醫師，即專門負責診斷及治療住院患者的內科醫師。那外科醫師呢？外科醫師除了要具備診斷能力，還需要藉由經驗和肌肉記憶（muscle memory）來培養技術能力。外科醫師會隨著時間和經驗的累積而熟能生巧嗎？如果是這樣，老醫生的技術是不是最好呢？還是說，接受較新訓練、接觸較新科技、體能較為接近巔峰狀態的年輕外科醫師的病患治療結果會更好呢？

為了找出答案，我們（巴普、津川友介與哈佛同事約翰．歐拉夫（John Orav）、布魯門索、湯瑪士．蔡（Thomas Tsai），以及加州大學聖地亞哥分校的外科醫師溫塔．梅赫森（Winta Mehtsun）和賈哈）進行了一項與調查駐診醫師時十分相似的研究。這次我們採用的研究對象是將近九十萬名聯邦醫療保險病患，這些病患共由大約四萬六千名不同年齡的外科醫師為其執行常見的緊急重大手術（例如緊急髖部骨折修復術或膽囊手術）。我們選擇緊急手術的原因是，在患者發生緊急事故或因迫切問題而就醫時，患者是沒有權利選擇外科醫師的；與面對駐診醫師時的情況一樣，患者最後會是以近乎隨機的方式交由值勤當班的外科醫師負責。

效法之前的研究，我們根據外科醫師的年齡將患者分成四組：醫師年齡未滿四十歲、年齡介於四十到四十九歲、年齡介於五十到五十九歲，以及年滿六十歲以上。跟之前一樣，不同組別的患者彼此之間的條件皆相似。我們也再一次利用統計模型來納入病患差異、比較在同一家醫院內由不同年齡的外科醫師負責治療的病患結果，並計算出經過調整的術後三十天死亡率。

要不要猜猜看研究結果？

有別於駐診醫師的研究結果，外科醫師會隨著年紀增長而表現得更好。隨著外科醫師的年齡增加，患者死亡率出現微小但卻明顯的下降：未滿四十歲外科醫師的患者死亡率為六．六％，年齡介於四十到四十九歲的外科醫師為六．五％，年齡介於五十到五十九歲的外科醫師為六．四％，六十歲以上外科醫師為六．三％[70]。

如同先前對駐診醫師的調查，我們也根據外科醫師的手術量將其分組，再次進行分析。分析結果指出，對手術量多和手術量居中的外科醫師而言，患者死亡率會隨著醫師的年紀增長而持續降低，但是在手術量少的外科醫師身上卻觀察不到這種對應關係。

這裡顯然有什麼不同之處。當駐診醫師的年紀變大，平均表現會「變差」，除非負責的病人數量很多；當外科醫師的年紀變大，平均表現會「變好」，除非負責的手術數量很少。

為什麼會這樣呢？駐診醫師和外科醫師雖然都是醫生，工作內容卻很不一樣。駐診醫師的工作廣義來說是預防、診斷及治療急性與慢性醫療問題，為了善盡職責，駐診醫師必須擁有與各式各樣的疾病及其最佳治療方式有關的廣泛知識。外科醫師的工作同樣也是廣義來說的話，則是為患者進行手術評估、為可能受惠於手術治療的患者開刀，以及照顧患者的術後恢復期。儘管有許多醫師可能會對以上這些極簡化定義感到不滿，抗議表示：內科醫師也需要執行醫療程序，外科醫師也需要診斷及治療病患啊。然而，這兩種工作各自所強調的重點確是十分不同。

也許就駐診醫師而言，穩定增加經驗所能帶來的正面效益，會漸漸的抵不過對最新照護方式的知識匱乏所產生的負面影響。如果單憑經驗也可以提升照護品質的話，我們應該就依然能觀察到，看診數量少的駐診醫師隨著年齡增長而表現地越來越好，只是進步速度會比看診數量多的駐診醫師來得慢，因為前者長期下來接觸到的病人數量較少。但事實上，看診數量多的駐診醫師隨著年紀漸長仍能保持專業能力，看診數量少的駐診醫師似乎卻會失去專業能力。假如說，跟上最新發展的腳步才是最能決定駐診醫師照護品質的關鍵，事情就合理了。藥物是內科醫師治病的首要工具，由於較新、較好的藥物開發速度（相對）快速，接觸大量患者會是跟上最新發展的好方法。

但是，對於必須在手術房磨練技術的外科醫師來說，事情就不一樣了。外科醫師是藉著重複動作來建立肌肉記憶，在有限的空間內與複雜的解剖構造較勁。他們要學習在事前預測可能發生的技術性問題，並依據過去的經驗來計畫應變之道。因此，為了確保外科醫師有充分的機會進手術房磨練技術，並且擁有足夠的經驗，外科醫師的住院訓練通常會比內科醫師多出好幾年[71]。要完成一般外科的住院訓練，外科醫師必須參與至少八百五十例重大手術，而且其中的八十五例必須為膽囊及膽道手術。八十五例聽起來好像很多，但其實這只佔一名醫師在職業生涯中將面臨到各種患者特徵、解剖構造及臨床處境的一小部分而已。培養執行膽囊手術的能力最好的辦法，就是不斷地進行膽囊手術。

因此直觀來看，只要開刀次數夠多，外科醫師便會隨年齡增加而表現得更好。長期下來，他們面對各種情況都能培養出更強大的技術能力、學會如何妥善避免併發症，並且懂得選擇更為理想的治療策略。外科醫師的技術能力對手術結果至關重要，這一點無需贅言。

把駐診醫師和外科醫師的研究擺在一起，就能明顯看出，醫師的年齡不是一項可以斷然摒棄的因素。年齡確實會造成影響，但它也不是一項可以單獨考慮的因素。

這對我們所有人來說意味著什麼？當你身為患者，遇到一位新醫師時，這代表著什麼？假如你擔心自己所受到的照顧可能會因為醫師的年齡而受影響，你應該向醫生提出的問題不是「請問你幾歲？」或是「請問你當醫生幾年了？」，你應該問的是「請問你見過很多情況跟我類似的病人嗎？」或是「為了了解最新的研究進展，你會怎麼做？」。

在前面提到關於外科醫師的患者死亡率研究中，有一項重要的特徵被我們故意草草帶過，那就是性別。在前述研究所納入的四萬五千八百二十六名外科醫師當中，女性外科醫師的比例只佔十．一%。其中未滿四十歲的外科醫師有二十．一%的比例是女性，六十歲以上外科醫師的女性比例只佔三．一%。整體而言，男性與女性外科醫師的患者死亡率沒有區別，而我們所觀察到手術量較多與死亡率較低之間的關聯性，也同樣可見於男性及女性外科醫師[72]。

與許多專業領域的現況相同，醫學界在歷史上基於種種原因，長年以來都是由男性位居主導地位，不過在這種種原因當中，沒有一種是奠基於希望盡可能為患者提供最佳照護的想法。儘管在過去數十年間，已有越來越多女性進入醫療領域就業[73]，然而不幸的是，女性能否「勝任這項工作」這個具有厭女性質的問題，今日卻在患者族群與醫師同僚之間同時以公開和隱晦的形式進行討論。

顯性偏見（explicit bias）的表現形式包括騷擾、刻板印象以及不平等的待遇，這些會對女性醫師造成傷害的不當行為頻頻發生，令人不禁感到沮喪。除此之外，還有隱性偏見（implicit bias）的存在。有一項關於這類潛意識傾向的研究指出，醫療照護工作者本身便會將男性與職業聯想在一起，而將女性與家庭聯想在一起。外科醫師會將男醫師與外科專長聯想在一起，而將女醫師與家庭醫學科聯想在一起（有鑑於該領域固有的「男孩俱樂部」觀念，這樣的結果並不叫人感到意外）。

一項關於轉診介紹的研究顯示，男醫師偏好將患者轉介給其他男醫師來進行手術，而較有可能將不需要接受手術治療的患者轉介給女性醫師。另一項由英屬哥倫比亞大學經濟學家海瑟．薩森斯（Heather Sarsons）所進行的研究則發現，假設有一位患者在手術後不幸離世，相較於外科醫師是男性的情況，倘若負責執行該項手術的外科醫師是女性，其他醫師未來便不太可能會將患者再次轉介給這位女醫師。同樣的，如果某位外科醫師的手術結果良好，且該位外科醫師是男性、而非女性的話，其他醫師會更有可能將患者轉介給該位男醫師。

換言之，與男醫師相比，女醫師在遇到病患治療結果不佳的時候會受到同儕較為嚴厲的「懲罰」，在手術成效良好的時候所獲得的「獎勵」則比較少。手術結果不理想是每一位外科醫師都有可能碰到的情況，但是當男醫師遇到這種情況時，協助轉介患者的醫師會將之視為「進行手術的必要代價」；若是發生在女醫師身上，則會被視為代表醫師技術不純熟的負面象徵。

與許多不同行業的職業婦女一樣，女醫師也有遭受到不平等的待遇。女醫師獲得的薪資報酬低於男性，以至於女醫師在整段職業生涯中的總收入平均估計會比男醫師少兩百萬美元[74]。重視工作的女醫師往往也必須扛起照顧家庭及處理家務的主要責任，相較於男醫師，她們的配偶從事全職工作的可能性較高。在新冠肺炎大流行導致醫師和家長備感壓力之際，育有小孩的女醫師即表示壓力源增多，考慮離職或減少工作量的可能性也有所上升。

澳洲心肺外科醫師妮基．斯坦普（Nikki Stamp）寫下她在與一群長大以後想當醫生的小女孩對話時，內心湧現的想法。她說，要開口告誡一個滿懷抱負的孩子未來有一天她可能會遭遇到的偏見，是一件很困難的事。「無論我們對她說多少次，『妳想做什麼都可以』，」斯坦普在《華盛頓郵報》（*The Washington Post*）中寫道，「我擔心我們是在誤導她，讓她對於成長過程中注定會遇到的阻礙產生錯誤的想法。我們從來沒有告訴她，女性外科醫師躋身在一個男孩俱樂部風氣盛行的職業裡所須面對的現實。」

醫學界對女性抱持偏見所產生的累積效應已經引發許多問題，斯坦普點出了其中一二。根據美國醫學院學會（Association of American Medical Colleges）的資料，二〇一九年申請就讀醫學院的學生有五十一％是女性，但是女性在醫學院畢業生中只佔四十八％，在住院訓練畢業生中佔四十六％，在醫學院全體教職員中佔四十一％，在醫學院教授中佔二十五％，在醫學院院長中則僅佔十八％。擁有相同資歷或是條件更為傑出的女性學術醫師未獲升遷一事，儼然已是常態。

只要看看現在正在接受住院訓練的年輕醫師，大概就能知道未來這個領域的性別結構會是什麼樣子。在二〇一九年，接受婦產科住院訓練的醫師有八十三％是女性，小兒科住院醫師有七十一％是女性，家醫科住院醫師有五十四％是女性。但是在一般外科與一般內科（及其專科領域）的大家庭中，只有四十一％的住院醫師為女性，此外，女醫師只佔急診住院醫師的三十六％，佔外科專科住院醫師的比例甚至更低（例如，神經外科住院醫師只有十八％是女性，骨外科住院醫師則只有十五％是女性）。

我們只能說，現況即使有所改善，也還是有非常大的進步空間。

性別偏見對其他領域的影響力也一樣顯著，而且更難以捉摸。有關外科醫師的研究顯示，男性及女性外科醫師在重要結果方面的表現，譬如術後患者死亡率，並不存在有意義的差別。內科醫師也是如此嗎？我們知道外科醫師和內科醫師的工作內容很不一樣；對內科醫師來說，比起技術能力，更重要的是診斷和治療技巧、與患者及其他醫療照護人員之間的溝通，以及複雜的決策能力。女性跟男性駐診醫師的表現是否也一樣優秀呢？

透過一項獨立研究，我們（巴普、津川友介、賈哈、歐拉夫、布魯門索以及哈佛醫師暨政策研究員荷西・菲格羅亞〔Jose Figueroa〕）再一次針對聯邦醫療保險住院患者進行調查，並且按照負責為患者登記住院的一般內科醫師（general internists）[75]的性別來進行分組。我們再度檢視了患者的三十天死亡率結果，此外也調查了患者的再住院率。再次住院（readmission）——出院後三十天內再次入院——的比率是另一種常用來衡量醫療品質的方法，因為再次住院經常象徵著患者在住院期間所接受的治療照護效力不彰或者有誤[76]。

我們在研究超過一百五十萬份住院病例後，找到超過五萬八千名不同醫師的治療紀錄，其中有三十二・一％為女性。平均來說，女醫師的年齡約比男醫師年輕五歲。

整體而言，有十一．三%的聯邦醫療保險高齡患者在住院後的三十天內死亡。利用統計模型針對病患和醫師的差異進行調整，並且再次比較同一家醫院內男醫師和女醫師的治療結果後，我們發現女性內科醫師的患者死亡率為十一．一%，男性內科醫師為十一．五%。在再住院率方面，女性內科醫師的患者再住院率為十五．〇%，男性內科醫師則為十五．六%。

這些數字的差距雖小，卻深具意義。讓我們試著將這些數字具體化。聯邦醫療保險高齡患者每年因為醫療疾病而住院的次數超過一千萬次。這樣的差異即意味著，如果男性內科醫師的表現能夠達到與女性內科醫師相同的水準，聯邦醫療保險患者每年住院後死亡的人數將能減少三萬兩千人。

為了更加充分地了解情況，我們多做了幾項分析。首先，有別於之前的研究涵蓋了兼顧院內及門診職務的一般內科醫師，我們特別針對只負責照顧院內患者的駐診醫師再次進行分析。分析結果依舊符合相同的模式，亦即女性駐診醫師的患者死亡率低於男性駐診醫師。

接下來，我們嘗試針對各種疾病進行分析。結果發現，在治療敗血症、肺炎、腎衰竭及心律不整等方面，女性內科醫師的患者死亡率低於男性內科醫師。至於其他疾病，例如心臟衰竭、泌尿道感染、慢性阻塞性肺病惡化以及腸胃道出血等，男女內科醫師的患者死亡率並無區別。

接著，我們利用數據庫既有的診斷資訊，依照疾病嚴重度將患者分成五組，試圖查明男性與女性內科醫師之間呈現的差異是否只存在於整體死亡風險較高或較低的患者族群。然而，同樣的模式又再次出現：不論患者的病情嚴重與否，女性內科醫師的患者死亡率較低、再住院率也較低，從各方面來看皆是如此。

所以，就住院患者的死亡率及再住院率而言，女性內科醫師的表現平均來看確實是比男性內科醫師好。雖然從我們研究的疾病種類得出的結果並不是完全符合這項結論，但是這樣的差異一再出現便已足夠證明，從各方面來看，女性內科醫師做事的方法肯定與男性有所不同，並且能夠造福患者。

—

這並不是突顯男女醫師表現差異的第一份研究。在過去的幾十年間，研究人員已經指出，由女性內科醫師負責的患者在糖尿病、心衰竭以及健康飲食與體重管理等問題方面，接受指導方針建議之照護方式的比例較高。有一項研究發現，由女性基層醫療醫師照顧的病患，在日後前往急診或大醫院就醫的可能性較低，不過這或許不能表示患者死亡率或醫療照護成本能夠全面性地相應降低。

這使我們不得不思考：究竟女醫師普遍會做什麼是男醫師沒有做到的呢？這個問題並不容易回答，畢竟我們很難去衡量每位醫師在與患者一對一互動過程中的微妙差異。不過，隨著研究基礎不斷地擴展，也讓我們有機會一窺醫師在檢查室及病床旁的實際作為。

首先我們要提的第一個不同點，是女醫師似乎會花比較多的時間來與病患相處。一項利用電子健康紀錄來分析二〇一七年超過兩千四百萬次基層醫療看診數據的研究指出，女性基層醫療醫師的看診次數總計平均比男醫師少十．八%，然而綜觀全年，女醫師與病患相處的時間總長卻比較多，這意味著每位患者的看診時間比較長[77]。

與病患相處時，男女醫師著重的重點也不一樣。平均來說，女醫師會傾向於花較多時間在與患者建立夥伴關係、花較多時間來關心患者的情緒，以及提供患者有關健康生活的諮詢與建議。相較於由男醫師負責的病患，女醫師所照顧的病患對於自身醫療照護及決策的參與度較高。儘管「建立夥伴關係」和患者死亡率之間看似沒有直覺性的關聯，醫病之間的信任與互相理解卻是激勵患者採取有益健康的行為的關鍵之鑰，譬如，採納新的藥物治療、接受乳房攝影篩檢或積極減重等。

在詮釋這些研究結果之後，伴隨而來的挑戰是要知道我們該拿這些資訊如何是好。如果說，女性內科醫師通常會花比較多時間跟病人相處，而這能夠導致患者死亡率降低，那是不是要求男性內科醫師多花一點時間跟病人相處，就能得到相同的結果？若是縮短女性內科醫師與病患相處的時間，死亡率是不是就會升高？

自然實驗（迄今為止）所能為我們提供的資訊只有這麼多。但是我們知道，差別不只是在於相處時間的長短。一項觀察產科醫師為產前孕婦看診情況的小型研究顯示，花較多時間與患者相處、花較多時間在確實了解患者的情況，並向患者表達較多關心的其實是男性產科醫師。儘管如此，孕婦對於女性產科醫師的滿意度仍然比較高，而女性產科醫師雖然與患者相處的時間較短，在看診過程中卻會花比較多的時間與患者建立情感上的連結。

懷孕的患者很有可能在面對與自己性別相同的醫師時，感受到某種難以測量、卻十分重要的東西，縱使對方沒有懷孕經驗，也還是比較有可能與自身經驗產生共鳴。與性別一致性（gender concordance）（意指醫師與患者的生理性別相同）有關的研究發現，性別一致性也會對其他的醫療層面造成影響。有一項大型研究針對加拿大安大略省必須接受二十一種不同手術之其一的患者進行分析並發現，患者和醫師之間具有性別一致性與死亡率及併發症減少有關，尤其是對女性患者來說。性別一致性也被認為與多種病症的醫療品質提升有所關聯，包括慢性疾病的管理、預防性照護，甚至包含心臟病發作的急性護理。

實際情況是，我們並不完全了解男女醫師在照顧病人方面所呈現的各種差異。但是，我們確實知道的是，儘管女醫師必須面對許許多多男性得以倖免的挑戰，證據卻依然顯示，在許多情況下，由女醫師負責照顧的患者可以獲得更好的治療成效。這使得解決醫學界性別不平等的問題顯得更加迫在眉睫。

—

截至二〇一八年為止，美國人口大約有十四％的比例是由黑人民眾所構成，黑人醫生（不分性別）卻只佔醫師勞動力（physician workforce）的五％。擁有西班牙血統或拉丁美洲背景的美國人在總人口數中雖佔十九％，在醫師行業中卻只佔五．八％。我們為什麼要提起這個話題？除了有損專業領域的平等性之外，這一點本身便是值得追求的目標，醫師勞動力缺乏不同人種的公平代表性會對患者造成什麼影響呢？提倡種族及族裔多元化可以提升患者的照護品質嗎？

二〇一七年，哈佛經濟學家暨醫師馬塞拉・阿爾薩（Marcella Alsan）、醫師歐文・蓋瑞克（Owen Garrick）與經濟學家格蘭特・寡齊亞尼（Grant Graziani），在加州奧克蘭招募了六百三十七名黑人男性參與研究，試圖了解醫師的種族背景會如何影響患者尋求預防性醫療照護的決定。研究結果十分直截了當。與非黑人醫師相比，當負責看診的醫師是黑人時，黑人男性患者接受體重管理相關照護的可能性提高了二十七％、接受糖尿病篩檢的可能性提高四十九％、接受高膽固醇篩檢的可能性則提高七十一％。雖然這項研究是將重點放在預防性服務，不過研究人員發現，經隨機分配由黑人醫師看診的黑人男性，也比較可能主動向醫師提及其他不相干的健康問題。

另外有一項隨機試驗要求一百零七位黑人患者及一百三十一位白人患者觀看一部短片，短片內容是由一位演員飾演罹患心臟疾病的患者（影片劇情跟我們在前幾章討論醫療會議時曾經提到的羅貝塔女士的故事類似）。受試者是站在病人的角度來觀看患者與醫生之間的討論過程，影片中的醫生有向病人說明冠狀動脈疾病的病情，並建議患者接受CABG手術；這是我們曾經提過具有危險性的開心手術，目的是要恢復心臟的血流供應。試驗結果顯示，相較於黑人受試者經隨機分配觀賞的影片中的醫生為白人的情況，當黑人受試者在觀看相同的劇情、而影片中的醫生是黑人時，受試者比較有可能視CABG手術為必要治療，也較有可能表示假如自己是患者，會同意接受手術。另一方面，無論影片中的醫生是黑人或白人，白人受試者對於CABG手術的看法皆相同。

語言及文化也十分重要。最能清楚展現這一點的，是一項涵蓋一千六百零五位罹患糖尿病、且慣用語為西班牙語的成人的自然實驗。這項研究著重於觀察患者在調換過醫生之後的表現，關於糖尿病控制效果，例如血糖含量的測量，幾乎是以隨機方式進行。研究人員發現，相較於負責照顧患者的醫師從一位只會說英語的醫師換成另一位同樣只會說英語的醫師，當負責照顧患者的醫師是由只會說英語的醫師改換成會說西班牙語的醫師（這些醫師本身大多擁有西班牙血統）時，患者的血糖控制效果及膽固醇含量較有可能出現改善。

這幾項研究的發現與數十年來的研究結果一致，說明比起白人患者，在種族及族裔方面屬於少數民族的病患與醫師之間的溝通始終存在著障礙，而擁有來自相似背景的醫師，可以幫助少數族群大幅消弭其所面臨的現實差距。類似的研究結果使得許多人提議，假如醫師可以用心改善與來自不同背景的患者溝通的技巧，便能對患者有所幫助。這麼做也許確實可以帶來某種程度的助益，但是沒有任何訓練有辦法取代擁有相同背景或經驗所產生的效益。比方說，還記得男性婦產科醫師儘管在溝通的客觀衡量標準上表現出色，滿意度評分卻依舊低於女性同事的例子嗎？

我們兩人都自認為是和藹可親的人，也自認為是相對容易與來自任何背景的患者建立良好關係的醫生。我們都擁有多年的訓練及執業基礎，有益於與病人之間的溝通。但是，當我們在建立醫病關係時，還是只能夠運用由我們各自的背景和經驗所衍生出來的見解，而這些見解無論如何都會影響我們看待他人、與他人互動以及理解他人的方式。

哈佛神經外科醫師暨生物倫理學家德蕾莎．威廉森（Theresa Williamson）在二〇二〇年出版的一期《新英格蘭醫學期刊》中分享，她的混血背景如何幫助她與一位頭部遭受極嚴重槍傷的年輕黑人患者的家屬建立良好關係的故事。威廉森被叫到病床旁時，一群白人醫生正小心謹慎地試圖向家屬說明患者最後的情況將會如何。威廉森向病患家屬說出她對於預後結果的看法，以及後續建議考慮的照護選項，並連續數日往返病房，協助這一家人舉行家庭會議。

「我變成了一名口譯員，」威廉森寫道。「為什麼我能夠跟這一家人建立信任關係，白人醫師卻沒有辦法？難道這只是因為我的膚色而已嗎？我相信我從這位患者身上，看見了我所認識的某個人、某段我記得的故事……我懂他的處境，而他的家人明白這一點。」

這些不斷發展的研究基礎指出，擁有相同的背景可以提供維持良好醫病關係最為重要的要素之一：信任。「要找到像我一樣願意跟有相似背景的病患家屬討論照護目標的醫生，通常不太可能，」威廉森補充道。「即使擁有相似的背景，系統性或個人化因素也有可能阻礙信任感的發展……要提升信任感是很不容易的，但是我們可以從近日新聞所推廣的運動開始做起。這些運動反映出，一般大眾正在加速理解身在美國社會的黑人所面臨的處境。」

優質的醫療照護比不上建立起信任基礎所能帶來的強大影響力。假如你不信任你的醫生，你會願意吞下醫生建議你要一輩子天天吃的藥丸嗎？你會願意聽從醫生的指示，接受令人不適的乳房攝影或大腸鏡檢查嗎？你會願意讓醫生在你昏迷不省人事的幾小時之內，拿著手術刀靠近你的身體嗎？

醫師通常從踏進診間的那一刻起，便被賦予某種程度的信任。大部分的病人都相信，醫師會認真做好自己的工作，而且是真心想要為病人服務。但是，比起讓患者願意前來看診或是前往急診就醫所需要的信任額度，要讓患者願意按照醫師的建議採取行動所需要的信任額度會高出許多，尤其是在遵從醫師的建議意味著需要明顯改變患者的生活時更是如此。

一項涉及四百零一位巴爾的摩市患者的調查研究發現，對醫師及醫療照護體系抱持高度不信任感的患者，其願意聽從醫療建議、定期回診接受治療以及領取處方箋的可能性較低。抱持高度不信任感的患者在自覺真的有必要時，還是會尋求醫療協助，不過延遲就醫的可能性較高。另外一項囊括七百零四位非西班牙裔成年黑人、七百一十一位西班牙裔成年人，以及九百一十三位非西班牙裔成年白人的調查研究則發現，黑人與西班牙裔患者明顯比較有可能對醫療照護人員表示不信任。缺乏信任感的患者也比較有可能表示在醫療照護體系內因為種族因素而感受到歧視，當研究人員提問：「你是否曾經感受過醫療照護人員因為你的種族或族裔，而以不同的方式評斷或對待你？」時，有三十％的黑人患者及十一％的西班牙裔患者回答「是」；相較之下，白人患者回答「是」的比例只有三％。

致使許多少數民族病患不信任醫療體系的原因，除了根植於美國歷史上可恥、不道德的那一面之外，即效力於美國政府的醫師們利用欺騙的方式對數百名黑人男性進行惡名昭彰的塔斯基吉梅毒試驗（Tuskegee syphilis study），還有其他數不盡的歷史事件。基於這樣的不信任感，導致人民在健康及醫療照護方面明顯承受的不平等，可以憑藉一項統計數據來完美作結：二〇二〇年，美國黑人的預期平均壽命據估計比美國白人短六年左右。研究人員正在積極地著手調查，這樣的不信任感在醫療體系之內會以何種方式呈現，以及它對病患健康所造成的影響；透過這些研究獲得的理解，將能造福所有患者。而在我們繼續深入了解這些複雜議題的同時，現有證據也已明白指出，發展多元化的醫師勞動力，才是最能夠為多元化患者提供照護的最佳選擇。

到目前為止，我們所談論的醫師特質都是生而為人者天生即具備的特點：年齡、性別、家世背景，而這些特點似乎總是會影響醫師執業的方式。但是，大部分患者在尋找「最佳」醫師時，可能不太會對醫師的個人特質抱有太大的興趣，而是會將焦點放在醫師的訓練。某某醫師是從知名醫學院畢業的嗎？是在頂尖醫院完成住院訓練或研究訓練的嗎？

照道理來想，假如有一間醫學院或醫療中心比其他的同性質機構更好，在那裡受訓的醫師大體上來說應該會比在其他地方受訓的醫師更厲害吧。畢竟，著名醫學院的申請人數眾多，這讓校方有權利挑選最優秀的預科學生。負責指導這些準醫師的教職人員或許也是特別出色的教育家，因而有權享有比較多的教學資源。

不過，這一切都只是臆測。因此我們想要知道，從「比較好」的學校畢業的醫師真的比較厲害嗎？

讓我們回到先前檢視駐診醫師照護品質的自然實驗。借用與之前類似的作法，我們（巴普、津川友介、布魯門索、賈哈以及歐拉夫）調查了大約一百萬名由於緊急情況而住院、並由超過三萬名不同的駐診醫師所負責照顧的聯邦醫療保險病患。不過這一次，我們也針對這些醫師所就讀的醫學院，以及這些學校在《美國新聞與世界報導》（*US News & World Report*）上的排名進行了調查。《美國新聞》主要是依照兩種不同的方法來決定醫學院的排名順序：一種是考量醫學院資金及生產力的「研究排名」，另一種是考量實際進入基層醫療專科領域（家醫科、小兒科和內科）的畢業生人數的「基層醫療排名」。

運用現在你已熟悉的一貫作法，我們根據駐診醫師就讀學校的《美國新聞》排名結果來為患者分組[78]，一共分成：醫師就讀的學校排名為一到十、十一到二十、二十一到三十、三十一到四十，以及五十以下等五組。針對這五組患者，我們再一次測量了患者的三十天死亡率。不同組別的病患特徵並沒有任何明顯的差別。跟之前一樣，我們利用統計模型來比較在同一家醫院內由不同醫師治療的病患結果，目的是要避免倘若從頂尖醫學院畢業的醫師比較有可能進入績效良好的醫院工作，由此所會引進的偏誤。想不想猜猜看我們發現了什麼結果？

無論是參考「研究」還是「基層醫療」的排名順序，從名次不同的醫學院畢業的醫師們負責治療的各組患者的三十天死亡率並無差別。

為什麼？答案雖然無法從數據中看得出來，但卻不難想出幾種可能的解釋。也許，你所共事的對象即使是名校畢業生（對方有時很快就會提到這一點），工作能力卻不見得特別出色。再說，商業界或藝術界更是不乏幾乎沒有或從未接受正式教育或訓練的人才出類拔萃的例子。

想當然，醫師們必須先通過幾個重要的關卡，才有可能被列為這項研究的調查對象。他們必須要先從醫學院畢業、完成住院訓練，並且通過執照考試才行。如果這樣層層的資格把關真的夠嚴格的話，醫師們為了通過重重考驗所接受的醫學教育在細節方面的差異便顯得無關緊要；至少我們可以說，這些教育上的差異不會對病患治療結果構成影響。

另外值得一提的是，醫學院的排名系統本身也存在不少爭議。《美國新聞》目前採用的排名系統會納入考慮的因素包括：醫學院的校譽、住院醫師訓練課程指導人對於畢業生資質的評價、標準化測驗的平均成績、畢業生在校GPA及其他等等。這些評估方式未必能夠反映得出醫學教育的品質，也容易受到多種偏誤的影響。但是，只要患者、醫學院預科學生和醫師們仍然重視這些排名結果，它們便將持續對醫療照護領域造成某些影響。

—

當然，不是每一位在美國境內執業的醫師都是從名列《美國新聞》排行榜的美國醫學院畢業的。截至二〇一六年為止，美國國內的醫師據估計有二十九．一%不是在美國出生；其中有六．九%不具有美國公民身分。相較於美國國內的醫學院畢業生，透過移民管道進入美國的醫師必須克服更多的阻礙才能正式執業。首先，他們得花一些時間熟悉美國複雜的醫療照護體系。接著，縱使他們在原來的國家已經完成住院醫師訓練並已開始執業，他們還是必須接受並完成美國或加拿大的住院醫師訓練課程。

他們必須跟美國國內受訓的醫師一樣通過相同的執照考試，並須額外接受英文能力測驗，然後得再向執業地點所在地的州立當局申請核發執照，在這之中有許多單位會要求他們得要有更多的訓練及經驗。這表示，儘管由移民醫師負責照顧的大多數患者從來沒有聽過這些醫師所就讀的醫學院大名，移民醫師所累積的訓練和經驗，卻往往比一般的美國醫學院畢業生更為豐富。

這讓我們不由得思考：與美國醫學院畢業生相比，國際醫學院畢業生的實力如何？尤其是考慮到移民醫師在美國醫療照護體系內普遍存在的現象。

我們（巴普、津川友介、歐拉夫與賈哈）檢閱了一百二十萬份左右、由大約四萬四千名內科醫師治療的聯邦醫療保險住院病例，在這些內科醫師當中，有四十四．三％的比例為國際醫學院畢業生。套用與之前相似的統計模型之後，我們發現國際醫學院畢業生的患者三十天死亡率大約是十一．二％；美國國內畢業生則是十一．六％。若要換算這〇．四個百分點、大約相當於男性與女性內科醫師之間的差距，這便意味著，假如國內畢業生可以達到與國際畢業生相似的水準，每年便可能有數千名聯邦醫療保險住院患者得以倖免於死。

為什麼比起美國國內畢業生，在海外受訓的內科醫師的患者死亡率會比較低呢？

許多在海外求學的內科醫師可能都經歷過兩次住院醫師訓練：一次是在其祖國，另一次是在美國，這些額外的經驗以及附加指導可能都對他們有所幫助。除此之外，由於國際醫學院畢業生的簽證名額有限，使得住院醫師訓練課程有機會挑選來自全球各地最優秀的申請者。或者，也有可能是因為簽證資格取決於受雇狀態，使得國際畢業生必須更加努力地跟上最新發展的步調，並且拿出高水準的表現。

—

既然你已經看過以上所有的研究，現在我們就來做個小練習。想像你因為罹患肺炎而住進醫院，即將要跟負責照顧你的醫師第一次見面。你會希望走進病房的醫師是什麼樣的人？

你會希望走進病房的醫師年紀大約五十出頭、滿頭灰髮，還是是個剛結束住院醫師訓練沒幾年、三十來歲的年輕人？

你會希望走進病房的醫師是男人還是女人？

擁有相同的背景會讓你願意更相信對方嗎？

你會希望對方最好是哈佛畢業生嗎？或者起碼讀的是美國醫學院？還是覺得資格

證明對你來說不是那麼重要？

如果要我們說實話，我們自己在回答這些問題的時候，答案也不見得會符合上述研究數據向我們表露的結果。在這一章的開頭，回信給《英國醫學期刊》的讀者便已表明，大多數人想要的是知識淵博、富同情心、善於溝通且值得信賴的醫師。但是由於我們在看保險名冊或是醫師的線上簡介時，找不到跟這些特質有關的評估項目，我們免不了會先入為主地對「好醫師看起來是什麼樣子」帶有成見。而這些成見有可能是來自我們所受到的養育、文化、經驗、偏見，甚至是出現在電視上的醫師形象。

直覺有可能引導我們找到最合適的醫師。不過，前面提到的研究告訴我們，直覺也有可能令我們迷失方向。當然，你大可不必把男主治醫師硬生生地換成女醫師、硬是要把年輕的外科醫師換成老醫師，或是要求把從國內醫學院畢業的醫生換成國際畢業生。不過我們希望，這一章所探討的研究可以在你心裡留下印象，讓你在未來遇到不認識的醫師時，可以更有意識地察覺到自己內心浮現的微妙想法。

一路以來，我們思考了很多種可以用來區別不同醫師的變項，但是有個領域我們一直還沒有深入探討，那是在這個分裂的世界越來越顯得突出的一種領域。在下一章的內容，我們就要來觸碰現代美國生活的敏感話題：政治學。

第十章
病床邊的政治學

「電話另一頭發話者的語調聽起來很不尋常，那是白宮打來的電話。」一名喬治華盛頓大學醫院的急診部職員回憶起一九八一年三月三十日發生的事件時這麼說。「那聲音只說，總統車隊正在前往醫院的路上。」

在那通電話打來前不久，時任美國總統羅納德・雷根（Ronald Reagan）遭到槍擊受傷。特勤局（Secret Service）幹員急忙護送總統坐上座車，火速前往醫院，車上同時還有另外三名傷者：時任白宮新聞秘書詹姆士・布雷迪（James Brady）、員警湯瑪斯・德拉漢提（Thomas Delahanty），以及不惜用肉身為總統擋子彈的特勤局幹員提姆・麥卡錫（Tim McCarthy）。

在總統座車內，特勤局幹員傑瑞・帕爾（Jerry Parr）慌張地檢查總統全身上下有哪裡受傷，沒多久前，帕爾為了捍衛總統的人身安全，曾飛身撲向他。「總統表示，我撲到他身上的時候弄傷了他的肋骨，我於是請司機把車子開往白宮，那裡是最安全的地方，」帕爾回憶道。「在那之後只過了一會兒，約略十到十五秒左右，總統開始少量咳血……我一看見他咳出血，表示他的肺臟有傷，馬上就要求司機把座車駛向喬治華盛頓大學醫院。」

「直到現在，我還是很難理解，被槍打中之後，我現在知道我當時中槍，但我當時並不知道，要過一段時間才會感受到疼痛這件事。」雷根總統在一九八二年拍攝的紀錄片《搶救總統行動》（*The Saving of The President*）中回憶道。「我一直以為，被子彈擊中會有感覺，立刻就會有感覺……我還清楚記得，我走進急診室的時候，完全不曉得自己中彈了。我是在事後閱讀相關報導時才知道，我當時的狀況其實不像我自己以為的那麼好。」

雷根總統雖然還有辦法自己行走，但是步入急診室後不久，他便不支倒地，而在那之前，他曾對急救人員表示：「我覺得無法呼吸。」雷根總統被送進外傷救護區後，馬上被一群院方人員包圍。他的個人醫師站在床尾，測量他腳上的脈搏。一名護理師剪開他的上衣，開始執行外傷救護程序時，總統表示覺得呼吸急促，而且胸口疼痛。與此同時，其他人員正在他的手臂上施打靜脈留置針。他的膚色變得蒼白。

呼叫器把一大群外科醫師叫來急診室，其中包含多名年輕的住院醫師。他們開始為總統從頭到腳進行檢查。肺部聽診的結果顯示，左側肺臟的呼吸音減弱，表示氣體進出不正常。就在這時候，醫師們在總統的左側腋窩發現了一個呈現狹長裂縫狀的小傷口，據推測那就是他中彈的位置。由於他的左胸腔裡都是血，導致肺臟受到壓迫。於是，外科醫師在總統的胸腔置入一根引流管，用來排出血液，排血量達到一．三公升；同時一邊輸血，以補充失血量。

在這一切發生的當下，醫療團隊也正忙著照料另外三名傷者。布雷迪的頭部遭受嚴重槍傷，被推進開刀房搶救。麥卡錫挨的一記子彈似乎擊中了他的腹部，也被送進開刀房執行探查手術（exploratory surgery）。第三位受害者德拉漢提，則是被送往華盛頓醫學中心接受急救手術（在傷患人數眾多的情況下，院方通常會將傷者分別送往不同醫院，以防急診室作業癱瘓）。

回到總統病床邊，有一位名叫班傑明．亞倫（Benjamin Aaron）的胸腔外科醫師走了過來。亞倫看見血液不斷地從引流管排出，這表示子彈不僅僅是單純壓迫到肺部，也嚴重損傷了肺臟，以及肺臟內的血管。總統也需要接受緊急手術。

在總統被推往手術室的途中，第一夫人南西（Nancy）就陪在一旁。「親愛的，我忘了躲子彈。」他對她這麼說。特勤局幹員跟隨總統進入開刀房，笨手笨腳地穿上開刀房制服、戴上外科口罩，以協助維持無菌環境（一名幹員打赤腳走進手術室之後，才被告知可以把鞋子穿上）。

治療槍傷，很遺憾地，是美國外傷照護的例行公事之一。但是，為總統動手術、開刀房裡還站了一票陌生人，可不是尋常的光景。從亞倫和手術團隊的其他成員為雷根進行術前準備，並且把他移上手術檯的過程，總統先生似乎感受得出手術室裡瀰漫著一股緊張的氣氛。在即將開始麻醉之前，雷根從手術檯上抬起頭。

「拜託告訴我，在場的各位都是共和黨擁護者。」他對著手術團隊說。

全場人員都笑了。正在評估總統腹部傷勢的外科醫師、同時是民主黨支持者的約瑟夫．佐丹奴（**Joseph Giordano**）聞言答道：「總統先生，今天，我們所有人都是共和黨擁護者。」

雷根的手術順利結束；外科醫師成功修復了傷口，並得以確保沒有重要器官受到損傷。另外三名受刺殺活動所傷的受害者也活了下來，但是其中有兩人引發長期性傷殘，無法重回工作岡位。新聞秘書布雷迪的大腦受損，導致他從此癱瘓。布雷迪在二〇一四年死於腦傷併發症，享年七十三歲。

雷根總統妙語如珠的口才為人津津樂道，考慮到當時情勢的嚴重性，我們相信那群外科醫師一定很感謝總統先生發揮幽默的本領打破沉默。不過，每則笑話都藏有一個真實的核心，雷根總統講的玩笑話或許也隱含了某種真理，足以令人思考：醫師的政治立場會不會影響其所提供的照護服務？

—

美國的醫療照護服務帶有強烈的政治性，這一點無需贅言。華府的共和黨黨員和民主黨黨員慣常性地對於如何支付醫療成本、如何在病患權益與醫療業務之間取得平衡等議題持相反意見，兩黨黨員對於多種影響健康的重要敏感問題，例如槍枝持有權利、大麻、墮胎等，所持的立場更是水火不容。今日的政治樣貌令人難以想像，墮胎與臨終照護在數十年以前並非政治上的分歧性議題。

因此，病人即使貴為美國總統也會想要知道，醫師的政治觀點可能會如何影響其所提供的照護服務，是非常合理的。姑且不論實際醫療作業的問題，患者光是遇到信仰及價值觀念與自己相同的醫師，可能就會覺得比較自在。醫師通常不會在檢查室內宣揚自己的政治信念，但是這些理念在對話過程中有多麼容易暴露及其頻繁的程度，很可能令你感到驚訝，有些患者甚至會公然詢問醫師的政治立場（相信我們，這是真的）。

為了回答「醫師的政治立場是不是會影響其所提供的照護」這個問題，我們首先必須評估兩項因素：一是醫師這個群體對政治感興趣的程度有多高；二是這些政治觀點是不是會擴散、渲染，進而影響到醫師治療患者的方式。

關於第一項因素的答案很簡單：醫師會參與政治，也經常參與政治。醫師團體，例如美國醫學會、州立醫學協會以及專科醫學會等，經常提倡州立及地方政策。醫師團體也會為了政治活動及目標而捐款，就跟一般團體沒有兩樣。一項運用政治活動公開數據的研究顯示，醫師捐獻的政治獻金在一九九一到二〇一二年間增加了九．五倍，金額從二千萬美金[79]增加為一億八千九百萬美金。在這段期間，對政治活動有所貢獻的醫師比例由二．六%升高為九．四%，這個趨勢與一般大眾在過去幾十年間為政治目標捐獻的意願升高的情形相符。一般而言，醫師在歷史上支持的政黨是共和黨，不過這種政治傾向現在已經漸漸式微。在一九九〇年代，大多數願意為政治活動做出貢獻的醫師所支持的都是共和黨；到了二〇一二年，支持民主黨的醫師已佔多數。通常，相較於內科專科醫師和小兒科醫師，從事特定專科領域的醫師、尤其是收入較為豐厚的外科專科醫師，親近共和黨的程度會較為明顯。

一項在二〇一六年進行的調查研究，清楚解釋了醫師的政治信仰是否會影響患者所受到的照護。這項由塔夫茨大學政治科學家埃坦・赫什（Eitan Hersh）與耶魯精神科醫師馬修・戈登伯格（Matthew Goldenberg）所共同執行的研究，要求大約兩百三十位分屬民主黨及共和黨派系的基層醫療醫師閱讀一篇短文，短文內容描述了一位虛構患者的情況，而這群醫師必須針對此患者所陳述的諸多醫療問題進行「嚴重性」評估。研究人員刻意在短文中安排了帶有政治色彩與不帶政治色彩的議題。舉例來說，有一段短文內容將重點放在不具政治色彩的吸菸問題，描述這位患者「承認從十八歲開始便養成社交吸菸（social smoking）的習慣，每週約吸食十五到二十根菸（每天兩到三根菸）」。具政治色彩的短文內容則描寫這位患者「承認在過去五年之內曾經墮胎兩次。墮胎手術並未引起任何生理上的不適或併發症。她目前沒有懷孕」。假設政治立場真的會影響醫師的判斷，我們應該可以觀察得到，這些醫師對於具政治色彩的議題「嚴重性」看法不同、而對不具政治色彩的議題看法一致的結果。

這正好跟研究人員所發現的結果不謀而合。與支持民主黨的醫師相比，擁護共和黨的醫師認為曾經有過墮胎經驗，以及曾經使用娛樂用大麻（recreational marijuana）的患者有比較嚴重的醫療問題；相較於擁護共和黨的醫師，支持民主黨的醫師則認為家中持有槍枝的患者有比較嚴重的醫療問題。另一方面，非政治分歧性議題譬如吸菸和飲酒、肥胖以及憂鬱症，在兩派醫師的眼中，嚴重程度不相上下。

存在於兩派醫師之間的差異不只可見於評估結果，也延伸至建議方針。擁護共和黨的醫師比較常表示，願意鼓勵短文中的患者不要再進行墮胎手術，並希望向患者宣導墮胎對於心理健康的影響。擁護共和黨的醫師也比較有可能建議呼麻患者戒毒，並與患者討論使用大麻所產生的健康及法律風險。

人們在接受調查研究時所提供的答案是一回事，但就實際層面來看，這些信念差異會如何轉化成照護行為上的真實差異呢？在一項自然實驗中，羅徹斯特大學經濟學家伊蓮．希爾（Elaine Hill）以及堪薩斯大學經濟學家大衛．斯拉斯基（David Slusky）與唐娜．金瑟（Donna Ginther），利用羅馬天主教教會對避孕及節育廣為人知的看法，探討一九九八到二〇一三年之間，當多家醫院的所有權在天主教與非天主教實體之間多次易主時所發生的情況。這群經濟學家發現，在醫院的所有權歸天主教團體管轄之後，醫院執行輸卵管結紮術（這項手術俗稱為「綁起來」）的比例便減少了。另一方面，當醫院由天主教所有者轉手賣給非天主教所有者之後，醫院執行輸卵管結紮術的比例便有所增加。綜觀全部數據來看，經濟學家估計，當醫院所有權歸天主教團體所有時，醫院執行輸卵管結紮術的比例降低了三十一%。

這項研究所探討的是制度信仰，而非醫師個人的信仰。我們可以合理地推測，許多女性最後完全有可能是藉由尋求其他非天主教機構的協助，來完成輸卵管結紮手術。不過，有鑑於我們從前幾章觀察到的病患與醫師行為，這項研究提供了有力的證據並足以說明，他人的信仰與價值觀很有可能會影響到患者所能選擇的照護選項。

所以，從群體的角度來看，醫師就跟其他人一樣對政治感興趣，甚至還有可能比其他團體的成員更感興趣。而且，政治似乎確實會擴散、渲染，進而影響到醫師為患者提供的照護。在建立起這些基本觀念之後，我們就要進一步深入來探討：醫師個人的觀點可能會對個別患者產生什麼樣的影響？

過去幾十年以來，在醫療照護方面幾乎沒有其他話題比臨終照護更能夠引起全美人民的關注。如果說這個話題是因為一位名叫特麗．夏沃（Terri Schiavo）的女子的遭遇，才發展成為全國性的對話，這麼說絕非言過其實。

一九九〇年，芳齡二十六歲的夏沃在她位於佛羅里達州的家中心臟驟停，由於大腦缺乏血液供應所造成的嚴重腦部損傷，致使她長期處於植物人狀態。有些患者在經歷這樣的傷害之後還能復原，因此夏沃的家人與醫師團隊希望盡一切努力，讓她成為受上天眷顧的幸運兒之一。不幸的是，幾個月過去，還是沒有出現有意義的進步跡象。腦部掃描結果顯示夏沃的腦組織嚴重受損，腦波測試結果顯示她的大腦缺少高層次腦部活動；這意味著，夏沃復原的機率不高。

在那之後整整過了十年，夏沃的情況依然沒有好轉，只能依賴餵食管存活。夏沃的丈夫認為，如果夏沃有能力表達自我意願，她不會想要用這種方式活著，於是他要求拔掉她的餵食管。然而，夏沃的雙親在佛羅里達州提起一連串控告以示反對，而隨著法官及上訴法院聽取雙邊證詞的過程，夏沃又持續接受了好幾年的人工營養餵食。夏沃的父母最後向試圖介入此事的共和黨議員暨佛羅里達州州長傑布．布希（Jeb Bush）尋求協助。但是佛羅里達州州立法庭的判決是，夏沃的餵食管應該被拔除，並允許她結束生命。

隨著佛羅里達州的法律資源耗盡，夏沃的故事引起了全美政客及一般大眾的注意。時任美國總統布希對此事表達的態度符合其所屬黨派長期以來對於墮胎持有的一貫看法，認為應該「寧可選擇活下來」，讓夏沃繼續她的生命，共和黨黨員於是在國會極力爭取保留夏沃的餵食管一事。媒體在接下來的幾個月內大肆報導，但是報導內容往往與夏沃病況的醫療現實面無關。

最後是由法院掌握了最終決定權，夏沃的餵食管終於在二〇〇五年被移除。從她經歷腦部損傷起已經過了十五年。夏沃約於兩週後辭世。屍體解剖的結果顯示，大腦的重要區域遭受大範圍傷害。夏沃大腦的重量大約是與她同齡的女性大腦重量的一半。夏沃的例子在政治圈、法律圈與學術圈掀起了議論。而對於身在醫學界的人來說，有一件事很清楚：就連死亡也跟政治脫不了關係[80]。

—

有時候，為病入膏肓的患者決定眼下的最佳選擇是很直截了當的過程。也有時候，尤其是來到生命盡頭時，我們可能很難去判斷患者還剩下多少時間，也很難評估接下來怎麼做才是最好的。當然，患者本身的想法很重要：有些患者會希望採取比較激烈的作法來延續生命，有些患者則比較注重舒適感及餘命品質。在面對這種沒有所謂「正確」作法的情況時，會令人合理地猜想，醫師個人對於臨終照護的看法是不是會反映在其為患者提供的照護服務上？

透過一項調查研究，哈佛經濟學家大衛．卡特勒（David Cutler）與艾瑞兒．斯鄧（Ariel Stern）以及達特茅斯經濟學家強納森．斯金納（Jonathon Skinner）和醫師大衛．溫伯（David Wennberg），向醫病雙方提出與臨終照護有關的問題，嘗試藉此判定有哪些照護內容是本於醫療必要性、病患偏好或醫師偏好而提供的。在考量其他因素，例如區域性照護模式之後，這幾位學者估算出聯邦醫療保險患者在人生最後兩年所支付的醫療照護開銷，有三十五％是花在醫師相信會有幫助、但實際上並未帶來助益的照護服務。換句話說，臨終照護有很大一部分似乎是根據醫師偏好來決定的。

不過，這些優先偏好的性質概括籠統，或許也反映出臨終照護整體所牽扯到的不確定性。這項研究亦未具體回答「醫師的政治立場會如何影響其所提供的照護」的問題。

我們（巴普、奧蘭斯基、史丹佛政治科學家亞當．波尼卡〔Adam Bonica〕、已故紐約大學政治科學家豪爾．羅森索爾〔Howard Rosenthal〕，以及康乃爾醫師暨健康政策研究員德魯夫．庫拉爾〔Dhruv Khullar〕）認為或許有一種研究方法可以回答這個問題。具體來說，我們想要了解的是，支持民主黨或共和黨的醫師為臨終患者提供的院內照護是否會有所不同。假設夏沃的例子仍然具有代表性，那麼與民主黨派系的醫師相比，親近共和黨的醫師會真如布希總統所言，支持「寧可選擇活下來」的立場，為走入生命終末期的病患提供較為激進的照護嗎？

一如我們在前一章曾經討論過的研究，我們這次也運用了患者前往醫院後，被隨機分配給恰巧輪值當班的駐診醫師照顧所創造出的自然實驗，這意味著我們的研究結果不會因為患者特別要求要由某位醫師照顧而有所偏頗。我們利用聯邦醫療保險數據，找出在院內死亡或是在出院後幾個月內死亡的患者（亦即，走入生命終末期的患者），並將這些患者分成兩組：一組是由親民主黨醫師負責提供院內照護的患者，另一組是由親共和黨醫師負責提供院內照護的患者。

你也許會想問：單憑這些數據怎麼有辦法得知這些醫師的政治傾向？聯邦醫療保險沒有記錄這類資訊，但是它有記錄負責提供照護服務及請款醫師的個人身分[81]。在美國，由於民眾個人對政治活動的捐獻是屬於公開紀錄，我們便可由此找到對政治具有足夠熱誠、曾向民主黨或共和黨候選人提供政治獻金的醫師名單[82]。

由於我們的研究目標是要辨別親民主黨醫師與親共和黨醫師對於臨終患者的照護差異，我們遂將評估重點放在如ＩＣＵ住院天數以及對器官衰竭患者施以強化治療的方式，例如施作CPR、放置呼吸管、實施透析治療與人工營養供給等項目。我們也探討了臨終照護的總花費，以及患者被轉移至安寧療護的頻率；安寧療護的治療著重於為患者帶來舒適感，而非消除潛在疾病。

我們最終找出大約一千五百位支持民主黨的醫師與大約七百七十位擁護共和黨的醫師，以及超過兩萬三千名不曾做出任何政治捐獻的醫師。由這些醫師治療的患者是在二〇〇八到二〇一二年之間住院（也就是在夏沃離開人世之後的幾年），這三組患者均具有相似特徵，自然實驗於是得以成立（不過，醫師本身的條件卻有差異：平均而言，擁護共和黨的醫師年紀較大，也較有可能是男性）。

利用統計模型納入病患與醫師特徵的差異性，並且比較在同一家醫院內親民主黨醫師與親共和黨醫師的治療成果之後，我們發現親民主黨醫師、親共和黨醫師，以及不曾提供政治捐獻的醫師在為患者提供臨終照護時的積極程度沒有差異：在醫療費用、ICU住院情況、使用機械通氣法或人工營養供給，抑或是安寧療護等方面皆無差別。

所以，至少在這個綜合醫學與政治學層面的問題上，我們可以提供一個簡明扼要的答案：醫師的政治傾向似乎不會影響住院患者所接受的臨終照護。

換言之，一如負責治療雷根總統的外科醫師所言，醫生的政治立場可以適時退居次要地位。

—

進入本書的最後一章，或許你正覺得納悶，在這一切針對鮮為人知的因果關係所進行的討論之中，為何感覺不到新冠肺炎存在的跡象？這樣一本以醫生、病人和醫療照護為主題的書，寫到現在竟然對於全世界在一個世紀以內所面臨的最大健康危機隻字不提，不免顯得奇怪。

你的懷疑是對的。可惜的是，在新冠肺炎大流行期間促進公共衛生行為的許多潛在驅動因子，直到現在仍未完全為人所理解。不過，已經有許多研究開始探討、而且往往是以令人驚訝的方式提出解釋，為什麼即使我們面對的是一種理論上有辦法控制的疾病，美國人民還是因為新冠肺炎而失去了這麼多條寶貴的生命。

自疫情爆發一開始，政黨之間互相抨擊全國各地政府官員所實施政令的現象，即令許多美國人民對於公共衛生議題的「政治化」感到失望。但是，這種講法具有誤導性：因為，公共衛生的實踐本來就具有政治性。它需要由人民選出來的政治人物負責運作的政府去教育形形色色的民眾，國家現正面臨的迫切衛生議題，同時去迎合一般大眾所抱持的種種顧慮與價值觀。它是與科學有關沒錯，但是它也與衡量一項政策所需付出的潛在代價以及付諸行動所能產生的潛在效益有關。它必須要考慮到，投票選出政府領導人的廣大民眾，會如何評價及回應政府所做的每一項妥協。換個講法來說：它就是政治！

大家一定都記得，曾經有幾個地位顯赫的民選官員在幾次難忘的場合中（套個委婉的說法），對新冠疫情以及可能管理疫情的方式做出有違事實的聲明。暫且不提陰謀論和假消息的部分，絕大多數的政治辯論並沒有將焦點放在與新冠肺炎有關的基本事實上，而是集中在爭辯以國家整體為考量，為了控制疫情，我們所應該做的讓步。待在家不去上班可以降低致命性病毒的傳播，但是這麼做明顯會對國家經濟帶來負面的後果；關閉學校可以減少病毒擴散，但是這麼做有可能損及兒童的教育，並且損害孩童的社會發展。頒布疫苗接種令將能提升疫苗施打率，並且減弱病毒造成的傷害，但是這麼做也會使得人民無法自由決定要讓哪些物質與不讓哪些物質進入自己的身體。

換句話說，界線應該要設在哪裡才對？要實施多少社交距離政策才足夠？店家要暫停營運多久才可以？我們要如何平衡配戴口罩所帶來的公共衛生效益及其對市民造成的不便與麻煩？

隨著新冠肺炎造成的威脅在二〇二〇年年初轉變成為現實的一部分，政治人物開始分裂成敵對陣營。民主黨黨員傾向於重視減低新冠疫情所造成的直接傷害，勝過維護現代人所熟悉的生活節奏；共和黨黨員傾向於支持維護正常的生活方式，勝過採取有可能減少病毒傳播並減輕直接健康後果的介入手段。這些唇槍舌戰在各家電視台、報社與社群媒體上，透過不同的形式輪番上陣。

有別於其他的健康相關議題，例如墮胎與槍枝控制，大眾對於這兩件事的看法未必與政治人物的論調相似，然而，一般民眾面對新冠肺炎政策的意見分歧卻或多或少與提倡相關政策的政黨觀點相符。根據皮尤研究中心（**Pew Research Center**）的估計，在二〇二〇年四月，有四十七％的共和黨黨員認為新冠病毒的「威脅性被過度放大」；相比之下，只有十四％的民主黨黨員贊成這種看法。同樣在二〇二〇年四月，有三十八％的共和黨黨員認為公共衛生官員「明顯誇大或輕微誇大了新冠病毒爆發所帶來的風險」；相比之下，只有十一％的民主黨黨員認同這種看法。

不過，人們的實際作為不見得總是會與做民意調查時給出的答案相符，甚至未必會反映出人們所抱持的堅實信仰。誠如我們所見識到的，影響個人健康的行為有可能是受到超出個人掌控之外，甚至是超出個人所知之外的因素激勵而產生。所以，民主黨黨員與共和黨黨員的確對於疫情肆虐所造成的威脅表達了不同的意見。但是，他們的行為舉止是不是有如實地反映其言論立場呢？

在一項利用新冠疫苗問世之前、二〇二〇年的數據所進行的研究中，我們（巴普、以及蘭德公司經濟學家克里斯多福．惠利〔Christopher Whaley〕和強納森．康托爾〔Jonathon Cantor〕與數據科學家梅根．佩拉〔Megan Pera〕）探討了一般大眾的政治傾向及其在新冠疫情期間所採取的行為之間的關係。我們採用的研究數據對應到的時間，正好是衛生官員最不鼓勵民眾進行社交聚會的時期，因為社交聚會有可能傳播病毒。而我們想要知道的是，生活在奉行民主黨教條地區的人們是否有遵守其政治立場的原則，比生活在擁護共和黨理念地區的人們更加小心地避免群聚。如果有的話，民主黨黨員是否有成功避免染疫呢？

我們首先必須回答的問題是，人們是不是真的有保持社交距離。這不是一個容易回答的問題。當然，我們可以透過調查的方式詢問人們，但是調查數據通常並不可靠，而且我們想要得知的是民眾的實際行為，而不是民眾意圖從事或自我表述的行為。有幾間公司收集了手機定位資訊，藉此即可估算出在某區域之內移動模式改變的程度。但是這些數據沒辦法告訴我們，民眾在特定地點所從事的活動內容，那也許是採買日用品，也許是跟朋友相聚啜飲雞尾酒。而且重要的是，這些數據與新冠肺炎的確診結果之間沒有連結。

縱使擁有這些數據，我們也必須要能夠考慮到其他行為方面的差異。舉例來說，假如不想保持社交距離的民眾也同樣比較不願意戴口罩或勤洗手的話，我們便無法具體歸納出社交距離所產生的效應。

為了建立自然實驗，我們需要選擇一種群聚時間點確實具有隨機性質的社交聚會，以便檢視生活在親民主黨地區的人們與生活在親共和黨地區的人們之間的差別，而在這兩組民眾之間不存在明顯、實質性差異的情況下，我們便可以相信，結束這類聚會之後出現的染疫事例，只能夠被歸因於這些民眾所遵行的政治立場。

為了尋找這樣的隨機事件，我們將注意力轉向建立自然實驗永遠可靠的來源：生日。或者，更準確地說，是生日派對。

生日派對舉辦的時間點並不完全符合隨機條件：相較於平日，生日派對更常舉辦在假日。不過，這些派對顯然會舉辦在接近某人生日的時候，因此舉行派對的日子在一整年之中會隨機性地分布。在疫苗問世之前，相較於沒去參加派對的人，曾與其他人一同參加生日派對聚會的人在後續幾週之內感染新冠肺炎的風險想必比較高。利用商業保險理賠資料，加入同一種保險方案的親屬資訊會互相串連，我們可以查到一個家庭裡每位家族成員的生日，由此便可推定可能舉辦生日派對的日期。我們也可以藉此觀察出，某位家族成員是否確診，以及確診新冠肺炎的時間。

假設在疫情爆發初期，親民主黨的家庭真的如其政治立場所言，比親共和黨的家庭更少參與社交聚會，我們將可預期看到，親民主黨的家庭在過完生日之後的兩週之內染疫的比率低於親共和黨的家庭（以兩週來作為評估標準是考量到生日當天與派對舉辦日之間可能夾有數日間隔，以及染疫後的病毒潛伏期與發作時間）。

於是，在做好以上全盤計畫之後，我們調查了來自兩百九十萬個家庭、超過六百五十萬人從二〇二〇年一月一日到十一月八日的情況，並測量了這些民眾在幫家人過生日的數週之內確診新冠肺炎的感染率[83]。我們採用了幾種不同的方式來檢視數據，不過整體而言，研究結果所呈現的模式十分明顯：家庭成員的新冠肺炎確診率在過完生日之後有所增加。

問題是，是哪些家庭的確診率有所增加呢？

首先，我們考慮了美國境內新冠肺炎傳播率最高的幾個城鎮，也就是可以預期出現較多生日派對感染傳播事例的地方。在新冠肺炎傳播率百分比排行全美前十名的城鎮之中，相較於過去兩週之內沒人過生日的家庭，過去兩週之內有人過生日的家庭確診新冠肺炎的比率高出三十一%。然而，位在新冠肺炎傳播率最低的城鎮中的家庭，則未出現這類差異。這個結果很符合直覺常理，在病毒傳播率本來就相對稀少的地方舉辦生日派對，比較不會增加感染的傳播。

比起所謂的「生日派對效應」，更能夠反映真實情況的問題是：在一個家庭裡，「誰」的生日會與新冠肺炎感染率最有關係？在病毒傳播率最高的城鎮中，小孩生日所引起的效應幾乎要比大人生日所引起的效應高出三倍。很顯然地，生日派對比較有可能是為孩子舉辦，而不是大人。成年人之中雖然也不乏生日派對狂熱者，但是講到小孩子過生日，一般人普遍都會認為應該辦個派對，反觀許多成年人縱使不是在疫情期間，過生日也不怎麼講求慶祝。

最後要談到的是我們最感興趣的主題：生日派對效應在傾向支持共和黨的城鎮（定義為在二〇一六年美國總統大選中投票給唐納・川普〔Donald Trump〕）與傾向支持民主黨的城鎮（投票給希拉蕊・柯林頓〔Hillary Clinton〕）造成的差異。就這一點所得出的研究結果，也許最令人感到吃驚：生日派對效應在展現不同政治傾向的城鎮中並未造成明顯的差別。推舉共和黨也好，歌詠民主黨也罷，結果都是一樣的。

在有這麼多圍繞疫情應變措施的交流和對話，在在顯示共和黨黨員與民主黨黨員之間存在著極端的意見分歧時，例如兩黨成員似乎在口罩配戴令、停班停課或疫苗規定等方面均抱持著對立觀點，得到這樣的研究結果簡直可說令人感到十分欣慰。這表示，一旦觸及舉家同慶這件美國人民最珍視的事情之際，政黨之間的隔閡馬上就能化為烏有。

在新冠肺炎大流行之初，醫師們經常自覺處於一種不安的境地。有些患者非常擔心遭到疫情感染，幾乎到了足不出戶的地步；有些患者則說，大家都把病毒的危險性看得太嚴重了（儘管說這話的人自己前來醫院就醫時，也因為受病毒感染而難以呼吸）。在資訊有限的情況下，我們只能以盡量發揮潛在療效與盡可能減少潛在傷害來作為治療患者的目標。

人們很早就了解到，新冠肺炎所引起的傷害大部分是來自於身體的發炎反應，而且在某些情況下，發炎反應會變得過於強烈，以至於造成肺部受損。藥效強大的皮質類固醇抗發炎藥物，例如地塞米松（dexamethasone）與強體松，在過去曾經被嘗試拿來作為其他病毒引發肺炎時的治療藥物，但是研究結果並不是非常具有說服力。然而，在缺少確定性療法的情況下，這些藥物仍舊成為了對抗這種全新病毒最具前景的潛在治療方式之一。一項由英國在二〇二〇年執行的標誌性隨機試驗顯示，地塞米松有改善死亡率的效益，使得這種藥物在疫情擴散的初期被固定使用來治療新冠肺炎重症患者。

不過，皮質類固醇並非唯一的早期療法。在疫情開始蔓延的最初幾個月，用來治療瘧疾與自體免疫疾病，例如狼瘡的羥氯奎寧（hydroxychloroquine），以及用來治療寄生蟲感染的伊維菌素（ivermectin），也同樣被視為有潛力的治療藥物，儘管這兩種藥物從未使用於治療病毒感染。

自嚴重急性呼吸道症候群冠狀病毒第一型（SARS-CoV-1）、亦即在二十一世紀初導致嚴重急性呼吸道症候群（severe acute respiratory syndrome，簡稱ＳＡＲＳ）爆發的病毒出現之後的研究指出，與羥氯奎寧同屬一類的藥物在實驗室中可以防止病毒從一個細胞擴散至另一個細胞。再加上，這種藥物既常見又好取得。因此，在沒有其他研究提出反面結論的情況下，嘗試使用這種藥物來治療感染 SARS-CoV-2 而確診新冠肺炎、導致生命受到威脅的重症患者，似乎是合理的作法。

於是，在等待新資訊出現的同時，美國食品藥物管理局（FDA）發布了羥氯奎寧的緊急使用授權（emergency use authorization）。許多醫師（包括我們自己在內）開始拿它來治療感染新冠肺炎的重症住院患者。然而，後來的研究顯示，使用羥氯奎寧並不能幫助感染新冠肺炎的輕症或重症患者。尤其，考慮到這種藥物可能會對心臟產生不良副作用，大部分醫師便不再使用羥氯奎寧來治療病患。

另一方面，有一項發表於二〇二〇年六月的研究指出，伊維菌素在實驗室表現出對抗 SARS-CoV-2 的活性。絕大多數的美國醫師縱使曾經使用過伊維菌素，也只有在極少數情況下用過；因為在美國，人體感染寄生蟲的情形相當罕見。不過，由於這種藥物在以正常人體劑量使用時，普遍被認為是安全的，有些醫師便開始使用它來治療新冠患者，期盼研究人員在實驗室觀察到的現象能夠對現實世界中的患者有所幫助。但是就如同羥氯奎寧的情況，大家很快就明白伊維菌素對新冠肺炎無效，而且它同樣有可能對患者造成傷害，特別是在使用高劑量的情況下。伊維菌素不曾獲得 FDA 針對新冠肺炎發布的授權許可，主流指導方針也一致建議不要使用伊維菌素。

那或許是這兩種治療藥物即將被打入冷宮的前兆。但是，二〇二〇年十一月公布的一項研究——該項研究在那之後即被撤銷——以及與醫學界主流共識持相反意見的某位醫師在同年十二月提供的國會證詞，卻再次點燃了眾人對伊維菌素的興趣。至於羥氯奎寧，儘管有越來越多堆積如山的證據證明它無效且可能有害（這些證據已經導致FDA廢除羥氯奎寧的緊急使用授權），川普總統仍然提倡使用羥氯奎寧來對抗新冠肺炎。「羥氯奎寧可以提供非常好的支持效果」，川普總統說，「但就政治上來說它有毒，因為贊成使用它的人是我。」

基於這些公開辯論，感染新冠肺炎的患者及其家屬會向醫師詢問關於這些治療藥物的問題，一點也不奇怪。儘管有大量證據顯示這些藥物沒有療效，還是有少數乏人問津的研究可能呈現出另類的結果。而且，以大局來看，這些藥物所產生的副作用概況也不是糟糕到不行。因此，有些醫師仍然繼續開立這些處方藥，即使大多數的醫師同僚已不再贊同使用這些藥物。

有鑑於與這些治療藥物有關的政治意見分歧，我們（巴普與巴內特、梅羅特拉，以及哈佛研究生瑪蕾瑪．蓋伊〔Marema Gaye〕）想要了解，這些處方藥的藥品仿單標示外使用（off-label use）情況，會不會因為患者的政治傾向而有所不同。相較於民主黨支持者，共和黨擁護者會比較願意服用這些藥物嗎？

利用二〇一九年一月到二〇二〇年十二月之間（大規模引進疫苗之前），大約一千八百五十萬名已投保的成年人前往門診就醫的數據，我們檢視了羥氯奎寧和伊維菌素每週開出新處方的數量。二〇一九年的數據讓我們對於這些藥物在非疫情期間的典型使用情況有了很好的認識，擁有這些基礎數據能夠幫助我們更加容易地判斷，這些藥物的使用量是否如我們預期般地，在二〇二〇年隨著疫情升溫而明顯有所增加。我們也調查了可用來治療羥氯奎寧與伊維菌素適應症的其他藥物之處方開立比率，以作為反事實組。假設其他藥物的使用量在羥氯奎寧及伊維菌素的使用量增加時仍保持穩定，那就表示，是與疫情有關的意見辯論（而不是某種寄生蟲或瘧疾的盛行）在影響羥氯奎寧與伊維菌素的使用量。

如我們所料，羥氯奎寧的處方用藥數量在FDA於二〇二〇年三月發布其緊急使用授權之前都相當穩定，在那之後使用量便急劇增加。二〇二〇年六月，在FDA撤銷羥氯奎寧的緊急使用授權之後，它的使用量再度下降。在被證明無效之後，羥氯奎寧的使用量只有在二〇二〇年十二月時曾再次上升至高於同年四月的水準。

伊維菌素的使用量在疫情爆發之前很穩定，在有研究公開指出伊維菌素在實驗室或許有能力對抗新冠病毒之後，它的使用量也只有些微增加。然而，繼那篇現已遭撤銷的研究及國會證詞在二〇二〇年十二月發表之後，伊維菌素的使用量便劇烈增加。而在這整段期間，「對照組」藥物的處方開立數量均維持穩定。

到目前為止，對於任何有在關心新聞的人來說，這些研究結果都在意料範圍之內。接著我們就要來看看，政治立場與這些藥物的使用量之間有什麼關係。究竟在二〇二〇年美國總統大選期間，共和黨得票比例較高的城鎮使用這些藥物的數量，是不是有多過共和黨得票比例較低的城鎮呢？

答案只有一個字，是。在FDA於二〇二〇年六月撤銷羥氯奎寧的緊急使用授權之前，親民主黨城鎮與親共和黨城鎮原先呈現的趨勢相似。在那之後，力擁共和黨的城鎮開立羥氯奎寧處方藥的數量出現高峰，處方開立率達到二〇一九年平均比率的一百四十六%。在同一時期，共和黨支持率最低的城鎮開立羥氯奎寧的數量雖然也有小幅度增加，但是顯著性與前者相比低很多。

伊維菌素的用藥量也出現類似的傾向。在二〇二〇年十二月之前，支持不同政黨的城鎮原先所呈現的趨勢類似。在那之後，雖然所有城鎮開立伊維菌素處方藥的數量皆有所增加，不過最明顯的增幅是出現在力擁共和黨的城鎮，處方開立率飆升到二〇一九年平均比率的九百六十四%。

在此可以得出幾項明確的結論。首先，由於這兩種藥物都是處方藥，我們便可由此得知，至少有一部分的醫師認為，羥氯奎寧和伊維菌素即使不受醫學共識的青睞，仍然是值得一試的治療藥物[84]（至於開立這些處方藥物是經醫師力勸或經患者要求、抑或是綜合這兩種可能性所導致的結果，這一點很遺憾地無法從我們的研究中分辨得出）。其次，我們也能清楚看出，有別於生日派對效應，共和黨擁護者在此是以實際行動（或自身健康）來支持黨派立場，即使在談到借用生日的名義公然藐視社交距離規定時，共和黨擁護者與民主黨支持者的表現基本上半斤八兩。再來是，兩方人馬似乎只有在醫學界主流共識不建議使用這些藥物之後，才開始出現差異。民主黨支持者使用這些藥物的數量會因為某個訊息而減少，共和黨擁護者使用這些藥物的數量卻會因為相同的訊息而增加。

我們的研究所能提供的資訊雖然富有啟發性，不過這些資訊本身所具有的限制也值得留意：它所告訴我們的只是在那些城鎮之中一般患者的情況，而非個別患者的情況。基於有助於維護個人隱私、卻會對研究作業構成挑戰的原因，我們很難將個人的政治傾向與其健康行為及結果的數據串連在一起。

難歸難，但也不是完全辦不到。在一項發表於二〇二二年的研究中，有三名耶魯研究人員：雅各．瓦勒斯（Jacob Wallace）、保羅．葛史密斯—平克漢（Paul Goldsmith-Pinkham）與傑森．施瓦茨（Jason Schwartz），利用俄亥俄州和佛羅里達州的公開數據，嘗試串連個別民眾的政治傾向與最為嚴重的健康結果：死亡。他們利用公眾選民登記資料及死亡紀錄來觀察，登記投票給特定政黨的選民在疫情肆虐期間是否死亡，以及何時死亡。這群研究人員使用疫情爆發之前、二〇一九年的數據作為基礎值；以此作為反事實組，即可說明如果沒有新冠肺炎，二〇二〇和二〇二一年每個月在各城鎮可以預期的死亡人數大概是多少[85]。如此一來，超額死亡（excess deaths）便可被確實地歸因於病毒所帶來的禍害[86]。

首先，他們調查了佛羅里達州和俄亥俄州總體的超額死亡人數。他們發現，一如預期，在被新冠肺炎奪去成千上萬條性命的二〇二〇和二〇二一年間，死亡人數確實多於往年。接著，他們利用選民檔案中的政黨註冊資料，根據政治傾向將民眾分成兩組。而在他們運用統計模型來比較居住在相同城鎮、年齡相仿的民主黨註冊黨員與共和黨註冊黨員之間的死亡率結果時，差異就此浮現。

在二〇二〇與二〇二一年的頭幾個月、也就是在一般成年人口可以接種疫苗之前，民主黨黨員與共和黨黨員的超額死亡人數相去不遠。但是到了二〇二一年春天，等到一般成年人口可以接種新冠疫苗之後，分歧點就出現了。共和黨註冊黨員的超額死亡率明顯高於民主黨註冊黨員：研究人員估計，在二〇二一年四月到十二月之間，前者的超額死亡率比後者高出一百五十三％。

考量此差異出現的時間點，原因並不難猜。這樣的結果似乎有可能、起碼有一部分，是由於疫苗接種率的差別所造成：相較於共和黨擁護者，生活在這些州的民主黨支持者比較有可能接種疫苗。而我們知道，疫苗是預防新冠肺炎引發死亡的最佳工具；因此，觀察到超額死亡的差異與疫苗接種率的差異不謀而合的結果，並不令人感到意外。

我們在本書第三章探討流感疫苗的問題時曾經提到，造成疫苗猶豫的根本原因十分複雜，不過普遍來說，這些原因可以被簡化歸納為３Ｃ：自滿、信心及便利。一項在二〇二〇年間不斷針對美國居民進行調查的研究指出，平均而言，共和黨支持者面對新冠肺炎所感受到的威脅比民主黨支持者來得低（要不要稱此現象為「自滿」，就依你自身的政治傾向而定）。此外，兩黨支持者對於政府、公共衛生官員、媒體、疫苗製造商以及科學界的不信任度也有差別。這是信心方面的問題，與羥氯奎寧和伊維菌素有關的研究支持了這一點，指出共和黨支持者即使在有科學證據證明這些藥物無效之後，仍然選擇持續用藥。

超額死亡的研究還透露出其他的訊息。不斷強調兩黨人士在後疫苗時代表現出的差異，使我們險些忽略了不同政黨的愛好者在前疫苗時代所呈現的相似性：在疫苗問世之前的那段時期，民主黨支持者與共和黨擁護者的超額死亡人數大致上保持一致。這個結果有點令人感到吃驚。根據皮尤研究中心在二〇二〇年六月進行的民調顯示，共和黨擁護者比民主黨支持者更能夠「從容自在」地從事以下活動：採買日用品（八十七％相對於七十三％）、前往親人家中拜訪（八十八％相對於六十八％）、上髮廊剪髮（七十二％相對於三十七％）、進餐廳用餐（六十五％相對於二十八％）、參與室內運動賽事或聽演唱會（四十％相對於十一％），或是參加人潮擁擠的派對（三十一％相對於八％）。根據同一份民意調查的結果，有七十一％的共和黨擁護者認為在公共場合應該隨時或在大多數情況下配戴口罩，相較之下，有同樣看法的民主黨支持者佔八十六％。

這些結果不是應該會反映在新冠肺炎感染率及死亡人數上嗎？感染率與死亡率沒有反映出這些結果的事實，即證明了下列兩件事的其中之一為真：不是當時對抗疫情所採用的主要工具，即保持社交距離與配戴口罩不如我們所以為的有效，就是共和黨擁護者和民主黨支持者所說的通常並不等於他們所做的。

身為醫師，在看到疫苗被廣泛引進之後，仍然有那麼多未接種疫苗的患者因為染疫而導致生命遭受威脅；有時是致命的威脅，是十分令人心痛的事。包括我們自己在內，有很多醫師都曾經聽過許多這樣的重病患者訴說自己低估了病毒的威力，以為那就只是感冒而已。克里斯在新冠患者人滿為患的 ICU 工作時，總會找機會向患者宣導接種疫苗的好處，以預防這些患者或其所愛之人重複經歷同樣的病症。而在實際見識到病毒可怕的威力之後，有些尚未接種疫苗的患者及其家屬會下定決心，願意接受接種疫苗的確是日後人生必經的過程。

這引起了我們的疑問：假如原先不情願接種疫苗的人能有機會透過第一手或第二手經驗，更加了解疾病可能帶來的傷害，他們會變得比較願意接種疫苗嗎？疫苗自滿（vaccine complacency）有可能單純是因為不理解疾病所具有的傷害力所導致。如果人們看見自己的家人因為罹患某種疾病而承受極大的痛苦，這會促使他們去接種疫苗嗎？

我們（克里斯與巴普、吳傑民、齊默曼，以及我們厲害的研究分析師查爾斯・布瑞〔Charles Bray〕）決定要找出答案，不過不是透過現階段仍然無法得出結論的新冠肺炎數據，而是利用另一種帶有政治色彩的疫苗，來幫助我們了解在近代歷史中，與疾病有關的第一手經驗對於接種疫苗的決定產生了什麼樣的作用。

我們選擇研究的是人類乳突病毒（human papilloma virus），簡稱HPV。HPV疫苗可以對抗這種性傳染病毒的多種病毒株，這些病毒株已知會引起子宮頸癌與生殖器疣。然而，HPV疫苗在二〇〇六年取得許可之後，就變得「政治化」了。有不少宗教團體與保守人士認為，接受這種疫苗等於是在變相地倡導更加淫亂的性行為（這種觀念後來已遭駁斥）[87]。HPV和新冠肺炎雖然是很不一樣的疾病，不過，它們相似的社會背景和決策過程使這兩者成為有趣的對等物，也讓HPV疫苗成為值得檢視的研究對象。

由於HPV會導致子宮頸癌，因此我們想要知道，曾經經歷子宮頸癌或是曾經有過癌症「擔憂」（Scare，定義為曾經接受子宮頸切片檢查）的母親，是不是會比沒有上述經驗的母親更有可能讓孩子接種HPV疫苗。利用保險理賠數據庫中大約七十五萬名孩童及其家長的資料，我們將這些兒童分成三組：母親曾確診子宮頸癌的兒童（大約一千人）、母親曾有過癌症擔憂、但未確診子宮頸癌的兒童（大約三萬八千人），以及母親不曾確診子宮頸癌、也不曾有過癌症擔憂的兒童（亦即對照組，大約七十一萬八千人）。接著，我們便隨時間追蹤這些兒童的資料，以觀察這些孩子後續有沒有接種 HPV 疫苗。根據 CDC 的建議，所有兒童自十一歲起即應接種兩劑疫苗。

官方雖然有提出建議，我們卻發現，滿十六歲生日時曾接種過一劑疫苗的孩子只佔五十四％。而我們在針對母親曾確診子宮頸癌的兒童、母親曾經歷癌症擔憂的兒童，以及母親不曾確診子宮頸癌、也不曾有過癌症擔憂的兒童的疫苗接種率進行調查之後，得出的研究結果令我們大吃一驚：這三組兒童的疫苗接種率沒有差別。曾經罹患子宮頸癌或曾接受子宮頸切片檢查的母親，即曾經親身感受過 HPV 可能造成的傷害，並沒有比缺少上述經驗的母親更有可能讓孩子接種 HPV 疫苗。

由於結果有違預期，因此我們額外進行了幾項分析，試圖釐清是不是有什麼因素被遺漏了。既然感染 HPV 最令人懼怕的後果——子宮頸癌——只會影響到女性，男孩和女孩接種疫苗的比率是不是不一樣呢？答案是沒有。只接種一劑 HPV 疫苗的小孩和接種兩劑疫苗的小孩有什麼差別嗎？母親的經驗有沒有促使孩子願意完整地接種疫苗呢？答案依然是沒有。

我們也調查了有子宮頸癌或癌症擔憂病史的母親，其對於接種疫苗的普遍態度是否只是單純地與對照組有所不同。如果前者純粹是對疫苗接種持有不同的看法，我們便可預期孩子接受腦膜炎疫苗與破傷風追加劑的情況也有所差異。但是，我們卻沒看見任何差別，這更進一步顯示，母親本人感染HPV的經驗基本上就是沒有提高她們讓孩子接種疫苗的可能性。

怎麼會這樣呢？為人母者在經歷過像子宮頸癌這麼嚴重的疾病之後，不是應該會盡一切所能來保護孩子免於承受相似的病痛嗎？難道這些媽媽即使生過病，還是不了解HPV與子宮頸癌之間的關聯嗎？

我們的研究指出，親自體會過疫苗亟欲防範的最壞結果，並不是能夠明顯促進疫苗接種行為的驅動因子，至少從孩童接種HPV疫苗的情況來看是如此。

這項資訊能夠幫助我們對於新冠疫苗的接種行為產生什麼樣的認識？看見家人因為嚴重染疫而終得住院，或許不是我們所以為的具有促進疫苗接種效果的因素，這個結果與在親共和黨城鎮及親民主黨城鎮所得到的數據相符。即使新冠肺炎在疫苗接種率低的地區奪去如此多人的性命，我們仍未觀察到這些地區的疫苗接種率陡然上升的情形。親身經歷病毒帶來的傷害可能不如我們這些醫生所想的容易令人改變心意。也許，美國人民對於是否接種疫苗一事的決定，基本上更容易受到各形各色的社會因素大力影響，勝過任何單一事件所引起的效應，即使是攸關生死存亡的事件也不例外。

如果連瀕死體驗（near-death experience）都沒能改變人們對於接種新冠疫苗的想法，那什麼才能？疫苗接種率在確診後引發嚴重後果的風險最高的美國老年人口中，一直都很高，截至二〇二一年四月，年滿六十五歲以上的美國成年人有八十％左右已經接種第一劑疫苗。這表示，個人對於自身風險所形成的觀念可能具有影響力。獎勵計畫，例如只有已接種疫苗的市民才能參加的樂透抽獎，或許能夠鼓勵原先不想接種疫苗的少數民眾挨上幾針，卻似乎無法明顯提高整體疫苗接種率。懲罰計畫，像是工作場所的硬性規定，則似乎能產生良好的規範效果，「不打疫苗就被炒魷魚」的政策幫助聯合航空（United Airlines）等公司以及我們任職的醫院達到幾乎全員接種疫苗的狀態，人們極少為了拒絕接種疫苗而寧可遭到解雇。總體來說，相較於「獎賞」，「懲戒」似乎會是更有效的驅動因子。

倘若我們到目前為止探討政治學的立場，都是認為它會對公共衛生領域帶來極其有害的影響，即引領患者偏離身為醫療照護提供者的我們極力敦促患者遵循的理想方向，但那不該是我們看待政治學的唯一角度。政治家及受任官員們不僅要對所有的公共衛生危機做出必要的官方回應，許多人在其職業生涯中也一直在學習如何贏得大眾的信任、如何認同與迎合選民的價值觀，並藉此鼓舞人民。政治學與公共衛生學之間有著密不可分的聯繫，我們在新冠疫情期間觀察到的政黨派系差異，並非意味著這兩者必須分道揚鑣，反而是在告訴我們，它們可以通力合作，彼此發揮更好的功效。但當然，問題就在於：怎麼做？

公共衛生應變措施可以、也應該建立在客觀的數據與科學的基礎之上。但是，應變措施出錯的地方往往不是出在為大眾決定對健康最為有益的方針上，例如配戴口罩、接種疫苗、戒菸、採取正確飲食等等，這些概念通常早已廣為人知。錯經常是出在要讓多元化的族群採納這些行為的過程，畢竟，這才是成功實施介入手段所欲達成的目的，不只是創造新觀念，更要落實新觀念。為達此目的，我們必須更加清楚地認識這些行為所涉及的妥協與犧牲，即那些促使人們願意略過生日派對或接種疫苗的動機，以及它們在不同人身上所能發揮的影響。我們可能自以為很了解有哪些因素能夠促進健康行為，然而，民眾的所作所為卻總是一再地讓我們這些醫師和公衛專家大為吃驚。在醫院執業、與病患交談，以更加理解是什麼驅使他們去維護自身安適感的過程，不僅叫人大開眼界，也總令人懂得學會謙卑。

要讓所有人把目光集中在每個人因應疫情大流行而各自為政採取的應變措施，即含糊其辭地描述各個族群的經歷，而忽略掉我們的共同經驗，是一件簡單到嚇人的事情。沒錯，有些人確實可以、也應該要更努力地做好自己的本分，為鄰里和社區盡一份力。也有一些人，儘管已經採取所有的預防措施來保護自己，還是慘遭病毒魔手而撒手人寰。無論個人的決定為何，我們所有人都在疫情期間付出了某些代價；我們都有所犧牲、失去了某件事物或某個人、經歷了一段混亂而錯置的人生。

我們知道從這種角度來看待一個符合政治兩極化（political polarization）特徵的大流行病，是有點奇怪。但是，看看我們在過去幾年共同經歷了什麼，我們已經不再對美國公共衛生領域的未來抱持謹慎的樂觀態度。讓我們暫時退一步思考：在過去這段期間，有超過九十%的美國成年人為了接種至少一劑新冠疫苗，付出了時間和努力，承擔了風險（在美國成年人口中，大約只有七十%的人接種最新的破傷風疫苗，而破傷風疫苗的施打規定為每十年施打一劑。在大多數年分，接種流感疫苗的成年人口比例甚至不到一半）。這告訴我們，縱使存在差異，接種新冠疫苗也已經成為美國人民的生活常態，與政治傾向無關。事實上，應該很難找到比接種疫苗更能讓我們看法一致的事了。話雖如此，我們倒還真的發現了一件事：有更多美國人表示對國會缺乏信心（九十三%）。

借用太空人詹姆斯．洛維爾（James Lovell）的一句名言，我們決定把新冠肺炎的公共衛生應變措施看成是一次「成功的失敗」。洛維爾是阿波羅十三號（Apollo 13）太空船的指揮官，負責執行登月任務。然而，在距離地球二十萬英里外，由於船艙中的一個氧氣罐爆炸，導致太空船內三名太空人陷入危險，登月任務隨即宣告無法達成。最後，憑藉著持續不懈的努力搶救與獨具慧眼的足智多謀，美國太空總署（NASA）總算成功幫助這群太空人扭轉劣勢，活著回到地球來。

「我們的任務失敗了，」洛維爾寫道，「但我喜歡把它想成是一次成功的失敗。」新冠肺炎造成這麼多人死亡，很顯然地，我們的偉大任務：在疫情大流行期間挽救人命，是一場失敗。在我們執筆之際，美國已有超過百萬人死於病毒的魔掌之下。

其中有許多死者是不必要的犧牲，而我們的社會將會在此後數十年為此付出代價。但是在這些廣義的失敗當中，新冠疫苗是一記相當巨大的成功。不只是因為疫苗開發的速度極快、運用了創新的科技；也是因為這種極其有效的治療成為了美國人民生活的常態，至今已經拯救了無數比我們所知更多的寶貴生命。

這的的確確是一次成功的失敗。

—

這本書打從一開頭就告訴你，突發事件時常改變人們的生活軌跡。我們希望，在勇敢面對統計概念、與我們一同探索各種醫學相關的自然實驗之後，你已經漸漸開始了解，機會對人們的健康以及醫學的實踐所能發揮的隱形作用。這本書探討了潛意識偏誤與命定的意外會如何動搖醫師的想法，並影響患者的權益，我們也在這個複雜的醫療照護體系之內發現了許多有待改善的領域。

但是，我們、即透過這本書以及研究者的身分，只觸及了整個問題的冰山一角。隨著現有數據量不斷增加，可以用來解析數據的數位工具持續發展，只要懂得妥善利用這些資源，便有機會為所有人帶來新資訊，改善健康結果。

舉個例子來說：二〇二一年二月，德州經歷了一場寒流造成該州各地大規模停電。新聞報導指出，有數百名德州人經診斷證實患有一氧化碳中毒，起因是人們在停電期間常使用來產生電力的可攜式發電機會釋放出有毒氣體，這些一氧化碳中毒病例便是此種有毒氣體在通氣不良的場所累積所導致的後果。這起事件激起了我們（克里斯與巴普、吳傑民、麻省理工學院經濟學家麥可．卡尼（Michael Kearney），以及布瑞）的好奇心，讓我們想知道，幾近隨機的停電事件會使得一氧化碳中毒的風險增高多少？利用能源部記錄美國重大停電事件的資料以及全美保險理賠數據庫，我們發現，持續停電超過四十八小時會使得一氧化碳中毒風險比平均值高出整整九．三倍；兒童中毒的風險會高出十三．五倍。受到單一新聞事件的啟發，我們找到可以量化事件風險的方法，這是隨著電網老化，導致此類事件（及其相關風險）變得越趨頻繁之際，可以實質改善公共衛生的資訊。

另一個例子是：醫院流傳的謠言總是說，只要有摩托車拉力賽進城舉辦「機車週」（bike week）活動，器官移植團隊就得隨時準備就緒。這個謠言背後的想法是，成千上百名機車騎士聚集在一處時，可能會造成較多起致命性車禍，因而出現較多名器官捐贈者。這個流言是真的嗎？舉行機車週會導致器官捐贈的數量變多？這的確是一個很奇特的問題，幾乎不可能用常規的方式來加以研究。但是既然從器官捐贈系統的角度來看，機車週舉行的時間具有隨機性，一個有待檢驗的自然實驗在此便形成了。

利用來自全國器官移植登記處的資料，我們（克里斯與巴普、哈佛外科醫師暨政策研究員大衛．克朗（David Cron）、戴爾醫學院移植外科醫師喬爾．阿德勒（Joel Adler），以及布瑞）想要看看，在美國舉辦大型摩托車拉力賽的期間，器官捐贈數量增多的情況是否不只是推論。事實證明，這確實不只是推論。我們在調查發生機車相撞的器官捐贈者及其器官受贈者之後發現，相較於舉辦大型摩托車拉力賽的四週之前及之後，在大型摩托車拉力賽舉辦期間，器官捐贈者的人數增加了二十一％，移植受贈者的人數增加了二十六％。這些數字大致上意味著，每舉辦兩場大型摩托車拉力賽，就會多出現一名捐贈者與六名移植受贈者[88]（在機車週，因捐贈者死於機車相撞以外原因的捐贈數量並未增加，證實了我們的研究結果）。

你可能很想問：這很重要嗎？跟能夠改善數百萬人性命的抗血壓藥或癌症療法比起來，摩托車拉力賽看起來可能只是瑣事一樁。但是，多虧有移植團隊互相建立起來的複雜網絡，以及極為精心設計的治療程序，器官捐贈與移植系統才能肩負起每天救人性命的責任。誠如我們在本書第五章曾經提過的馬拉松研究，我們透過拉力賽所了解到的資訊不只本身具有價值，其重要性也在於，它讓我們看見能夠促使移植手術更趨近於理想的大方向。這是在舉辦這種除了悲劇性以外別無意義的活動之後，能夠盡力確保許多生命盡可能獲救的一小步。

我們的想法並非全部都能付諸實現，大多數都不能。在我們所想到的每五十個點子裡，或許只有二十個能夠實際加以研究，在這之中，又只會剩下少數能為我們帶來信心，相信我們的研究結果反映了真實的基本現象（而那是因為我們有辦法執行你在這整本書裡所看到的支持性分析）。我們喜歡把這本書中分享的研究比喻成未經琢磨的鑽石，好的構思化作（我們認為）好的研究，讓我們學到對患者、醫師及醫療照護體系整體而言都有用的資訊。

我們希望，在你陪著我們一起探索這麼多的自然實驗，並且對於創造出這些自然實驗的條件漸漸感到熟悉之後，你也能夠開始明白，機會是如何影響你的健康：偶然的機運、出生日期、性別、種族、郵遞區號與政黨等等，在這個時代會如何影響你，以及你的醫生。至少，我們希望你能了解，在你生活中的一部分會如何波及到其他的部分，從而產生令人訝異且往往深遠的影響。也許你會開始從我們的角度看世界：發現這個世界充滿值得研究的一面，在你目光所能及之處總是藏著一個自然實驗，等待著你去發掘。

也許，你還能構思出一、兩個巧妙的自然實驗。如果你有想法，我們會很樂意當你的聽眾。誰知道呢？我們下一次的合作對象也許就是你。

——巴普與克里斯，寫於二〇二三年一月

謝辭

隨手翻閱一本書時，我通常會先翻到致謝的部分，因為謝辭能讓人有機會了解作者的生活，而那有時是書本中的內容無法帶我們看見的部分。我希望在這裡與你分享這樣的觀點。

我有很多人要謝。感謝我的妻子妮娜．卡普爾（Neena Kapoor），她是一位實力堅強、技術高超的醫師，從我們在芝加哥的早年生活開始，她給我的友情、愛與忠告，對我來說就是一切。感謝我的孩子安妮卡（Annika）和艾登（Aiden），他們擁有純潔的好奇心，看著他們的生活總能提醒我，沒有什麼事情跟保持好奇心一樣重要。我要感謝我的母親崔普蒂．耶拿（Tripti Jena）醫師，她在五十多年前來到美國，那個年代的醫學訓練與今日有著很大的不同，我的母親將她的一生奉獻給家庭、患者，以及醫學的藝術之美。我也要感謝我的父親，他讓我知道歡笑真的是最好的良藥，直到現在，他對我的工作感興趣的程度遠比世上所有人都多，包括我自己在內。

我的研究多年以來一直受到很多位研究助理與合作夥伴的鼎力相助，要感謝的對象太多，無法在此逐一列舉。他們都對我傾囊相授，還要忍受我偶爾突發奇想時的陣陣電郵轟炸，比如說，我曾經很愚蠢地想要知道，名叫克里斯多福（Christopher）的醫生是不是比較有可能是心臟科醫師、名叫丹尼爾（Daniel）的醫生是不是比較有可能是皮膚科醫師、名叫吉娜（Gina）的醫生是不是比較有可能是腸胃科醫師……結果都不是！不過最重要的是，我和很多一起共事的夥伴成為了至交。其中有一位同事特別值得一提：克里斯多福．沃舍姆。克里斯多福起先是我的學生，後來變成了同事，現在成為了朋友。這本書就是因他而生。

我自認為是個特別幸運的人。這本書裡所提到的許多研究，以及我自己有很多沒能收錄於本書的研究，在醫學界並不符合傳統，但是它們之所以能付諸實現，都是因為有對的人給予支持。芭芭拉．麥克尼爾（Barbara McNeil）是推動醫療照護政策的先驅者，也是她給了我第一份在哈佛的工作。她和紐豪斯以及其他人建立起一個適合腦力激盪的環境與社群，從那時開始，身在其中的我便不斷地成長茁壯。我在芝加哥大學的指導教授托馬斯・菲利普森（Tomas Philipson）、大衛・梅爾策（David Meltzer）與史蒂夫・萊維特（Steve Levitt）讓我學會，如何以富有創意、具重要性，或是兼具這兩者的方式來融合經濟學和醫學。不過，大概沒有人對我的影響能比戈德曼更深，她是良師也是益友，更是我心目中的楷模。

我很感謝史蒂芬・杜伯納（Stephen Dubner）與蘋果橘子經濟學（Freakonomics）的所有成員，包括我的製作人茱莉・坎佛（Julie Kanfer），謝謝你們願意為這本書中提到的諸多想法和主題提供意見。我非常開心、也很榮幸能夠擔任《蘋果橘子經濟學醫師版》（*Freakonomics, M.D.*）Podcast的主持人。我後來也是透過史蒂芬，才有機會認識WME經紀公司的兩位經紀人傑・曼德爾（Jay Mandel）和艾力克斯・凱恩（Alex Kane），他們兩人對於這本書的雛型提供了許多初步的寶貴建議。然而，讓這份願景成真的人是我在雙日出版社（Doubleday）的編輯亞尼夫・索哈（Yaniv Soha）。我也要特別感謝艾蜜莉・奧斯特、大衛・愛普斯坦（David Epstein）、凱斯・桑斯坦、史蒂夫・萊維特、凱蒂・米爾克曼（Katy Milkman）以及約書亞・安格里斯特，這些都是令我十分欽佩、也很體貼地願意預先試讀這本書的作家們。

最後，在專業方面的成就，例如完成這本書，若是不依靠來自生活中其他領域的關係與支持，是不可能達成的。在這裡要謝謝薩昆塔拉・杜加納（Sakuntala Dhungana）、莎賓娜・丹尼森（Sabrina Dennison）及伊麗絲・菲斯金（Elyse Fishkin），為我付出的時間、精神與友誼。

——巴普

這本書主要所講的是，機會對人們的健康所能發揮的影響，而這本書本身其實也是機會造就的產物，它是巴普和我正好在對的時間點遇見彼此所產生的結晶。話雖如此，但我是因為受到很多很多人的支持，才有幸讓機會發揮作用，對此我深深覺得感謝。

我的太太艾蜜莉．沃舍姆（Emily Worsham）多年來始終支持我從事訓練、研究及寫作，她自己是一位成功的藥劑師，長年照顧癌症病童。她對我付出的愛、友情、信任，以及她的幽默感與耐心，是支撐我每天前進的動力。我們的兩個兒子盧克（Luke）和亞當（Adam），是上天賜給我們最好的禮物。我的母親唐娜．英賽拉．沃舍姆（Donna Inserra Worsham）是電視新聞製作人，我的父親詹姆士．沃舍姆（James Worsham）是報紙與報刊新聞工作者，他們兩人過去孜孜不倦地工作，只為了讓我跟我的兄弟艾力克斯（Alex）能夠享有每一次茁壯、成長、表現好奇心的機會。在準備撰寫本書的過程中，我的母親大方地跟我分享她是如何運用她的專業，把複雜的概念和故事變得平易近人。我父親對我的影響在我寫的字裡行間顯而易見，就在我內心希望他能看看這本書的時候，他的指紋早已布滿書頁之間。

我也非常地感激許多老師、同事及合作夥伴在我受教育與受訓的過程中所給予的專業支持，尤其是在波士頓大學和哈佛的各位。我想要謝謝戈帕爾・亞達瓦利（Gopal Yadavalli）、東尼・布魯（Tony Breu）、莉茲・克林斯（Liz Klings）與詹姆士・摩西（James Moses），是他／她們的指導讓我開始了在波士頓大學的學術生涯。哈佛的喬瑟林・曹（Josalyn Cho）、阿莎・阿南達亞（Asha Anandaiah）、班・麥道夫（Ben Medoff）、凱瑟琳・希伯特（Kathryn Hibbert）、艾瑞克・施密特（Eric Schmidt）、伍迪・韋斯（Woody Weiss）、里奇・施瓦茨斯坦（Rich Schwartzstein）、羅伯・哈洛威爾（Rob Hallowell），以及泰勒・湯普森（Taylor Thompson）等人，了解到我想做的事情與一般的肺臟及重症照護醫師稍微有點不同之後，便從我擔任研究員的時候開始，到現在我成為教職團隊的一員，還是堅定不移地支持著我。在受訓階段建立起長久友誼的同事：拉克什曼・斯瓦米（Lakshman Swamy）、拉胡爾・加納特拉（Rahul Ganatra）與傑森・馬利（Jason Maley），是我在需要建議與不同觀點時，一定會去找的一群人。

再來還有巴普。身為我的老師、研究夥伴、指導人和朋友，巴普改變了我（和其他許多人）看待醫學這項專業的方式。最重要的是，他教導我從創意的角度來思考研究問題是一種需要練習、磨練與分享的能力。我永遠無法充分地表達我對於他為我所做的一切有多麼感謝，但是我很高興能有機會透過這本書向他聊表謝意。

最後，謝謝WME經紀公司的傑·曼德爾和艾力克斯·凱恩，協助我們更完整地勾勒出這本書的模樣，也要謝謝雙日出版社的亞尼夫·索哈，與我們一同實現這份願景。

——克里斯

備註

1 最後這項因素特別重要。如果候選人年紀較大又（或）是男性，就更有可能當選的話，我們恐怕就會得出「勝選會減壽」的錯誤結論——但其實只是年長的候選人（尤其是男性）通常比年輕的候選人（尤其是女性）的預期餘命更短而已。如果群體內部某些因素有差異（例如：年齡和性別），而且這些因素又跟研究的獨立變項（候選人是否贏得選舉）和應變項（候選人的死亡是否比預期更早）有關，那麼研究人員就會擔心研究受到「干擾」（confounding）。我們會在後面的章節討論干擾和干擾因素（confounder），不過總而言之，我們會提到「調整」（adjusted for）或「考量」（accounted for）群體之間的差異，就是為了避免群體的特徵差異導致偏頗的研究結果。

2 有些人口頭上可能會用「流感」（flu）形容讓人生病或發燒的疾病（就像普通感冒那樣）。但是從醫學的角度來看，「流感」（influenza、flu 或是 the flu）指的是流感病毒及（或）其引起的急性感染。為了方便大家閱讀，我們會用 flu shot 一詞代指流感疫苗（influenza vaccine）；但是除此之外，我們一律使用「流感」（influenza）一詞。

3 我們也做過一些不太重要的研究，專門調查醫師的院外行為。依照刻板印象來看，醫師都喜歡打高爾夫球，不過哪些科的醫師最喜歡打高爾夫球呢？根據美國高爾夫協會的資料庫顯示，骨科醫師、泌尿科醫師、整形外科醫師以及耳鼻喉科醫師最常打高爾夫球。胸腔外科醫師、血管外科醫師和骨科醫師的技巧最高超（他們的成績能低於標準桿最多桿）。另一項研究則是運用佛羅里達高速公路巡邏隊（Florida Highway Patrol）的數據，調查收到超速罰單的醫師。精神科醫師最有可能因為超速（超過時速上限二十英里以上）被開罰，被抓到超速駕駛的心臟科醫師最有可能開著豪華汽車到處跑。詳見克普勒維茲（Koplewitz）等人的文章〈內科醫師與外科醫師的高爾夫習慣〉（Golf Habits Among Physicians and Surgeons）；以及齊摩曼（Zimerman）等人的〈超速的需求〉（Need for Speed）。

4 運算科技的進步不僅改變了醫療，也改變了我們能進行的研究類別。我們可以取得醫師診間和醫院的電子健康紀錄（electronic health records）、保險公司的行政理賠書，以及處理數百萬、甚至數十億個數據點的強大電腦。過去幾十年來，這些革新結合了經濟學、統計學和流行病學工具，大幅提高研究的可能性。

5 為了確保結果準確，我們也進行了迴歸分析，考量不同月份出生的孩子可能會有某些特質差異，導致研究結果受到干擾。舉例來說，如果某月出生的小孩罹患氣喘等肺疾的人數特別多，這些人（氣喘患者）就更有可能接種流感疫苗。我們也考量到其他慢性疾病、兒童的整體年紀、父母的平均年齡、父母的慢性疾病，以及這兩個流感季節之間的差異。經過一番調整之後，結果基本上沒有變化——如果出生月份真的是隨機因素，那麼上述結果確實符合我們的預期。

6 你可能也注意到隨著孩子年紀漸長，各月份的接種疫苗比例也跟著降低。整體來說，年紀較大的孩子較少接種流感疫苗；除此之外，他們也有可能採用保險不給付的管道接種疫苗，我們的分析並未涵蓋這種情況。

7 我們也做了近似流感疫苗分析時所採用的迴歸調整，但是結果並沒有改變。如果出生月份真的是隨機因素，那麼以上結果就正好符合我們的預期。

8 流感疫苗接種的一大難題是流感病毒時常出現變異，導致不同病毒株隨時在全球各地流竄。我們在秋天接種的流感疫苗旨在提供免疫力，以抵抗流感季節傳播的病毒株。由於流行病學家無法百分百準確預測哪種病毒株會傳播開來，因此流感疫苗可能會在某幾年有效預防流感，某幾年則效果一般。然而，即使疫苗無法完全禦敵，它仍然能提供保護力。

9 我們在這項分析中已調整過家族特徵，包含長輩的平均年齡，以及是否有慢性疾病等等。

10 某篇研究美國的緊急醫療服務啟動機制指出，在COVID 19大流行的封城期間，美國報警求救專線九一一接到的傷害事故等緊急電話次數大幅減少。這並不讓人意外，畢竟大家更少參與容易出事的活動。但有趣的是，九一一專線派遣救護車抵達現場，而患者已經死亡的百分比卻提高了。這個數據指出救護車的需求下降，恐怕至少有一部分的原因是：人們不願意立刻撥打九一一專線處理醫療問題，也許是因為害怕感染COVID 19，但是這也導致就醫的致命延誤。

11 理查・塞勒是芝加哥大學的經濟學家，畢生致力於研究個體決策。

12 凱斯・桑斯坦是哈佛大學的法律學家。

13 目前已證實「預設默許」制有助提高器官捐贈率：跟家人主動選擇讓已故親人捐贈器官的情況相比，預設默許制的器官捐贈率更高。在死後捐贈器官的預設制度下，家人如果基於宗教立場或持其他反對意見，就必須代表已故的親人主動拒絕捐贈。詳見艾巴狄（Abadie）和蓋伊（Gay）的研究〈預設默許制對遺體器官捐贈的影響〉（The Impact of Presumed Consent Legislation on Cadaveric Organ Donation）。

14 一九九四年的一項研究探討了佛羅里達保護服務系統（Florida Protective Services System）虐待求救專線的來電等候音樂風格。研究指出，在五種音樂風格（古典、鄉村、爵士、流行和紓壓音樂）當中，紓壓音樂被掛斷的次數最多，而爵士樂被掛斷的次數最少。詳見拉摩斯（Ramos）的研究：〈來電等候音樂對於掛電話次數的影響：以州立虐待保護專線服務為例〉（Effects of On-Hold Telephone Music on the Number of Premature Disconnections to a Statewide Protective Services

Abuse Hot Line）。

15 「紅衫球員」一詞源自球員在訓練期間穿的球衣顏色，好把他們跟主力球隊區分開來。

16 雖然研究指明，許多先前認定的男女差異並非依據生理學，而是根據社會結構。然而在兒童的早期發育階段，不同性別似乎真的有生理差異。

17 在制定「客觀」診斷檢查正常值的過程中，多少都會具備一定程度的主觀性質。舉例來說，糖化血色素檢測結果如果高於六．五%就代表有糖尿病；收縮壓高於一百三十或是舒張壓高於八十，就代表有高血壓。但是就診斷而論，糖尿病或高血壓的主觀性絕對比過動症更低。

18 過動症的診斷也不一定會根據既有的診斷標準，因此更容易受偏見影響。

19 紀錄保持人當然不包含在內。在男子組和女子組比賽中，喬依．切斯納（Joey Chestnut）和須藤美貴在十分鐘內分別吃完七十六份和四八．五份熱狗。

20 在正常情況下，大家通常不會飲水過量。但是在馬拉松的場合，大量出汗的跑者很難評估自己的身體到底需要多少水分。然而，飲水過量會破壞身體的電解質平衡，足以致命。因此，馬拉松主辦單位會沿途設置飲水站，以避免跑者不小心喝太多水，而且他們也會獲得相應的建議。

21 波士頓有著「醫療之城」的美譽，擁有好幾間大型教學醫院。這可能因此讓波士頓具備處理馬拉松大量傷患的能力。麻省總醫院和布萊根婦女醫院（Brigham and Women's Hospital）各收治了三十一名患者，波士頓醫療中心收治了二十三名患者，貝斯以色列女執事醫療中心（Beth Israel Deaconess）收治二十一名患者，塔夫茨醫療中心（Tufts Medical Center）和聖伊莉莎白醫院（St. Elizabeths Hospital）各收治十八名患者，波士頓兒童醫院（Boston Children's Hospital）收治十名兒童。詳見格瀾德（Gawande）的文章〈為何波士頓醫院準備好了〉（Why Boston’s Hospitals Were Ready）。

22 分別在波士頓、芝加哥、檀香山、休士頓、洛杉磯、明尼亞波利斯、紐約市、奧蘭多、費城、西雅圖和華盛頓特區。

23 研究對象的平均年齡約為七十七歲。很多人都患有嚴重的慢性疾病，半數以上的患者都有鬱血性心衰竭、高血壓、高膽固醇血症（hypercholesterolemia）和糖尿病。阿茲海默症、心房顫動、腎臟病、肺病、癌症和中風也很常見。所以，「這群人極度不可能參加馬拉松比賽」是很合理的說法。

24 在這十一地馬拉松當中，我們也考量到比賽當天是星期幾、主辦城市、患者數量和醫院的潛在落差。經過統計模型調整之後，三十天死亡率的百分點差異仍維持一致。

25 為了更有把握，我們僅針對患有五種以上慢性疾病的患者進行重複分析，因為這群人最不可能跑馬拉松。結果十分相似。我們甚至上網查詢選手跑馬拉松而死的新聞報導，但也沒有找到推翻這些假設的證據。

26 我們建議所有人都該接受CPR訓練，並學習自動體外心臟去顫器（automated external defibrillators，以下簡稱AED）的使用方法。如果你看到牆上掛著一台印有心臟和閃電標誌的裝置，那就是去顫器。以院外心臟驟停的患者來說，如果旁觀者撥打了九一一專線，並立刻實施心肺復甦術，也在等待救護車期間使用AED的話，患者就更有可能活下來，畢竟他們的情況分秒必爭。美國紅十字會等組織都有提供相關課程，而且很多都是線上授課。這可能足以決定親人和陌生人的生死。

27 在特定情況下，還有其他類型的專業緊急醫療救護團隊，只是比一般的基本救命術和高級救命術團隊更少見。

28 心電圖（electrocardiogram，ECG）測量心臟的電活動（你可能更熟悉EKG這個縮寫，這是向發明心電圖〔德文為elektrokardiogramm〕的德國醫師致敬）。在多數嚴重的心臟急症當中，心臟的電活動會出現變化。訓練過的專業人員能靠心電圖發現危及性命的心臟問題。

29 這項方法叫做「傾向評分配對」（propensity score matching），使用預測模型來建立反事實組——我們認為這群人接受治療的機率原本是一樣的，但後來出於偶然，有的接受了治療，有的沒有。我們觀察了接受干預（高級救命術）的預測可能性相近的患者，看看接受干預的人（經高級救命術治療的患者）和沒有接受干預的人（經基本救命術治療的患者）的結果差異。然而，這種方法無法做出完美的自然實驗，因為我們的配對頂多只能做到與預測模型一樣好，而且也沒有自然發生的隨機事件，來幫我們調整未知或無法測量的影響因子。

30 話雖如此，我們在一項追蹤研究中觀察心肌梗塞等種種病況，並調查高級救命術救護車可得性的地區差異。我們假設，如果某地區的高級救命術救護車可得性比較高，那麼與可得性較低的地區相比，該區患者接受高級救命術治療的可能性也會比較高。我們發現，高級救命術治療的患者跟基本救命術治療的患者相比，前者的外傷、中風和心臟病死亡率比較高，至於嚴重呼吸問題的死亡率則沒有差異。請參閱桑哈維等人的文章〈基本救命術與高級救命術在院外醫療急救的成果〉（Outcomes of Basic Versus Advanced Life Support for Out-of-Hospital Medical Emergencies）。

31 我們很難確切說明罷工期間為什麼死亡率會下降，不過有可能是因為擇期或半擇期手術無法進行（雖然這些手術的死亡率很低，但確實有風險），或者其他有風險的治療方法延期的緣故。

32 艾希什・賈哈也是美國總統拜登（Joe Biden）的 COVID 19 應變團隊召集人。

33 由於這項研究的目的是提供醫療疏失訴訟的相關資訊，所以沒有包含未造成傷害的醫療事故。然而，患者安全的學者如今正密切關注這些「跡近錯失」（near misses），因為這些事故顯示出背後潛藏了一段不安全的照護過程，若是置之不理，最後可能真的會傷到患者。

34 大家常常以為這句名言源自著名的工程師暨統計學家威廉・愛德華茲・戴明（W. Edwards Deming），畢竟這句話跟他的教誨不謀而合。然而，這句名言應該最有可能出自發明家亞瑟・瓊斯

（Arthur Jones）之口。醫師暨醫療品質學者保羅．巴塔爾登（Paul Batalden）後來將這句話套用於醫療體系，並視戴明為主要的影響者。詳見ＩＨＩ多媒體團隊（IHI Multimedia Team）的文章〈就像魔法一樣?〉（Like Magic?）。

35 原本的名稱是美國醫療院所評鑑聯合委員會（Joint Commission on Accreditation of Healthcare Organizations，簡稱為ＪＣＡＨＯ，發音是「jay-coh」）。聯合委員會是非政府組織，美國聯邦醫療保險和聯邦醫療補助等美國政府計畫已與該委員會合作多年，以確保醫院提供的醫療服務符合患者安全標準，這樣醫院才能收到相應的費用。因此，聯合委員會制定的標準可說是美國醫院的患者安全實務指南。

36 「粉紅代碼」在很多家醫院都代表可能有嬰兒或兒童遭人誘拐，因此醫院和婦產科病房會進行封鎖，直到找到孩子（還好這種情況很少發生）。

37 我們對潛在干擾因素（例如：員工身分是醫師還是護理師，五間加護病房當中是哪一間被觀察）進行統計調整之後，數據依然有所提升。

38 提醒一下，三十天死亡率指的是：住院後三十天內死亡的患者百分比。

39 說得明確一點就是「患者安全指標」，上面記錄了一系列特定的可預防錯誤。聯邦醫療保險和聯邦醫療補助等政府計畫都是用這套指標評估醫院的品質和安全。

40 值得注意的是，許多在視察期間可能更嚴格遵守的安全措施，實際上並未證實能降低死亡率——眾所皆知的干預措施也是如此，例如：如果患者身上帶有抗生素抗藥性的細菌，那麼醫護人員就得穿上某種特殊長袍來防止傳播。然而，若是同時嚴加遵守這些措施，說不定就能產生總體效應。

41 戴上手套幫病人做手術之前，一整套的「刷手」流程會先按照步驟徹底清潔雙手、手指、指甲和前臂，幫你清除皮膚上的細菌。

42 刷手技術員（或稱外科技術員）是手術室團隊的成員，負責布置手術室，提供並整理外科醫師在手術期間所需的器械，並協助維護手術室的無菌環境。

43 巴普研究過二〇〇八年股市崩盤期間的手術結果，他很好奇投資組合是否會讓外科醫生在手術室裡分心。但是在股市崩盤期間和前後幾週，並沒有任何證據顯示患者的手術結果有所不同。

44 常見的緊急手術一共有十七種，包含冠狀動脈繞道手術、髖部骨折修復手術以及膽囊切除手術等等；患者因緊急情況住院後，緊急手術就會在三天之內進行。以上情況未包含因預定手術而住院的患者。

45 中心靜脈導管是插入病重患者頸部的大型靜脈導管，亦稱做「中心導管」（central lines）。

46 我們會使用特殊包裝的無菌手術衣、髮網、無菌手套和醫師專屬面罩；患者則是穿上一件無菌衣，從頭到腳包覆起來；只露出一個甜甜圈大小的圓形，這裡就是導管（也經過無菌處理）的置入位置，通常會選擇頸部、上胸部或是鼠蹊部的大靜脈。

47 氯己定是一種強大的消毒劑，能非常有效地殺死皮膚上的細菌和真菌——這些微生物若在中心導管生長並擴散至患者血液，就會引發感染。

48 流行病學家經常測量這種比率，他們會把置入中心導管時長不同的加護病房患者算為一組。一名患者若插入中心導管一天，就等於研究分析中的一個「導管日」。一千個導管日可以是一千名患者插管一天（一千乘以一等於一千），或是五百名患者插管兩天（五百乘以二等於一千），或是二百名患者插管五天（兩百乘以五等於一千）。實務上的分析最後都會把插管時長不同的患者混在一起。

49 多那比底安在密西根大學度過大部分的職業生涯，直至二〇〇〇年去世，

50 唐納．貝維克是一名哈佛大學教授，也是美國健康照護促進協會（Institute for Healthcare Improvement）的創辦人。

51 克莉斯汀．凱塞爾也是美國國家品質論壇的前任執行長。

52 肌鈣蛋白是存在於肌肉細胞的蛋白質，也存在於心臟。在心臟病發作期間，心臟的血流供應會被切斷，導致心肌細胞受損，從而使得肌鈣蛋白被釋放進入血液。因此，當醫師懷疑病患可能心臟病發作時，常見的作法便是檢查血液中的肌鈣蛋白含量是否升高。

53 針對基本特徵的潛在干擾因子進行調整之後，研究結果並未改變。這很有可能是因為這兩組患者本來就十分相似。

54 這項分析也證實，這兩組患者之間微小而實際的年齡差異——最多為四週之差——並沒有影響CABG治療決策（不令人意外）。

55 任何有可能不必要地減少可用移植器官數量的因素，都值得進一步深入調查，未來若能針對移植受贈者所受到的影響進行更多研究，將可幫助我們更加了解這個問題的嚴重性。

56 在這項研究中，六十九歲和七十歲患者接受手術治療的比率相同，表示外科醫師不認為「六十幾歲」的患者和「七十幾歲」的患者在手術風險方面有明顯差異。

57 我們利用「斷點迴歸設計」（regression discontinuity design）模型來協助判定在分界點出現的不連貫「斷點」的真實大小。這個模型會扣除由廣義趨勢（以這個例子來說，鴉片類藥物的處方開立比率通常會隨著病患年齡增加而上升）所引起的變化，以及由於分界點兩側的組別結構改變產生可測量的干擾因子，從而導致的任何不連貫性（在此並非主要因素）。

58 過量開立鴉片類藥物也會置病患的家屬及親友社群於險境，這會使得患者以外的其他人也能輕易取得鴉片類止痛劑，而且這種情況經常發生。

59 你可能已經猜到，贏則留／輸則換捷思法與我們先前討論過的其他捷思法和偏誤類型的關係很密切，譬如在本書第四章曾經提到的可得性偏誤。假如醫師在近期之內曾經診斷出患者罹患肺栓塞，可得性偏誤便會導致醫師為其他患者執行肺栓塞檢查的可能性提高。贏則留／輸則換捷思法也與正負增強（positive and negative reinforcement）的基本原理密切相關：如果從事特定行為能讓你獲得「勝利」的獎勵，你將會持續從事這個行為；如果某個行為會讓你遭受「失敗」的懲罰，未來的你重蹈覆轍的可能性便會降低。

60 切片檢查指的是從患者身上取下某個器官（例如皮膚、肝臟、肺臟、腎臟）的一小份樣本，交由專家（一般來說即為病理科醫師）進行顯微鏡檢查。

61 棒球裁判所表現出的偏誤為所謂的「賭徒謬誤」（gambler's fallacy），意指我們很容易誤以為一些互不相干的事件彼此之間有所關聯，比如兩次投球或擲硬幣的結果。假設你連擲硬幣五次，每次都擲出人頭，下一次再擲出人頭的機率有多高？答案當然是五十％。賭徒謬誤指的便是我們內心自以為擲出另一面的可能性較高的直覺，因為我們認定另一面「理當」會出現。棒球裁判或許也會下意識地產生類似的衝動念頭，認為作為一名「公平」的仲裁者，對投手有利的裁決應該與對打者有利的裁決數量均等。賭場為了利用這種偏誤造成的效應，會特意公布俄羅斯輪盤最近幾次開盤的結果；儘管前一次開盤的結果與下一次毫無關聯，不過要是最近幾次都是開出紅色，你還是很有可能會拿高額賭金下注黑色。不用說，不管你賭什麼顏色，賭場都有利可圖；它們就是希望你想賭，而且願意下大注。

62 我們也不可能利用這些偏誤和捷思法來進行自然實驗，藉此解答運用其他方式難以回答的問題。左位數字偏誤讓我們有機會研究CABG手術對年近八十歲的患者造成的風險與效益，代表性捷思法則讓我們得以評估非必要地對十八歲左右的患者開立鴉片類藥物所產生的效應。

63 倘若這種警報系統真的存在，這類會引導醫師差別性對待四十歲與三十九歲患者的警報或其他提示功能，也許便是促使該項研究得出相關結果的原因。

64《維爾比醫生》這部影集及其同名角色自開播以來，便成為輿論批判的對象。舉例來說，這部作品對於同性戀者的描寫在播映期間飽受批評；一九七四年，美國廣播公司旗下有多家子公司因應抗議聲浪，拒絕播放其中一集。儘管如此，許多收看這部影集的患者仍然非常喜愛馬可仕・維爾比醫生。直到今天，被比喻為馬可仕・維爾比對醫師來說，普遍而言依然是一種讚美。資料來源：O'Connor，*"pressure groups are increasingly putting the heat on TV"*。

65 看見任何「頂尖醫師」名單，都值得你抱持十足懷疑的態度。這些名單充其量就是診所的付費廣告，有一名ProPublica記者就曾經爆料指出，沒有醫學背景的他竟然有辦法成功取得頂尖醫師的頭銜（他的醫療專長寫的是「研究」）。資料來源：Allen，*"I'm a Journalist. Apparently, I'm Also One of America's 'Top Doctors.'"*

66 剛完成住院訓練後的頭幾年，巴普曾經在每週四晚上七點到每週五早上七點之間擔任駐診醫師，由此便可成立一項自然實驗，用來衡量某位特定的醫師／經濟學家治療病患的效果。

67 因為我們想要研究年齡、且單純只有年齡這個變項造成的效應，因此，我們必須考慮到其他因素所可能產生的差異，例如與性別有關的差異（後續將詳細說明）。由於年紀較大的醫師比較有可能是男性，我們必須針對性別這個變項進行調整，以防止男性及女性駐診醫師之間的差異構成干擾因子，進而產生偏誤。

68 像這樣進行「院內」分析是非常重要的。雖然我們可以假設患者在醫院是經由隨機分配後交由不同的醫生照顧，我們卻不能假設患者是被隨機分配到不同家醫院的；事實上，我們知道後者不是隨機分配的結果。符合特定條件的特定患者往往會被送往特定醫院接受治療。所以，為了避免不同醫院所產生的偏誤，我們選擇針對同一家醫院的住院患者來進行比較。

69 同樣的，遇到困難的事情時，我們往往會認為自己的表現「遜於平均」，因為我們忘了假如這件事情對我們來說很困難，那對其他人來說應該也不簡單，而實際上的平均能力水準會比我們所想的來得低。

70 你可能有注意到，整體來說，外科醫師的術後患者死亡率比駐診醫師的住院後患者死亡率明顯低很多。導致此現象的主要原因是，病重體虛、術後死亡風險高的患者接受手術治療的可能性本來就偏低；針對這些患者，經常會採用較低風險的治療手段。所以，在可能需要進行緊急手術的患者之中，外科醫師通常只會選擇為健康情況良好、能夠承擔手術風險的患者進行手術。

71 一般外科的住院訓練通常需要五年（從醫學院畢業後起算），一般內科的住院訓練則為三年。有專攻特殊專長領域的外科醫師及內科醫師需要額外延長訓練時間，延長年限視各領域而定，做研究通常會是屬於額外訓練內容的一部分。舉例來說，克里斯為了專攻肺臟及重症照護醫學，在完成內科住院訓練後便多花了三年時間從事研究。

72 值得注意的是，有一項涵蓋大約十萬名加拿大安大略省病患，並合併納入緊急手術與常規手術（elective procedures）的小規模研究發現，相較於男性外科醫師，女性外科醫師執行常規手術的患者死亡率較低，而在緊急手術方面，則未發現男性與女性外科醫師的患者死亡率有所差異。詳情請參見：Wallis et al.，*"Comparison of Postoperative Outcomes Among Patients Treated by Male and Female Surgeons"*。

73 儘管美國醫學院早在一八四〇年代便開放招收女學生，但是直到一九五〇年，美國國內只有六%的醫師是女性。於是，美國在一九七二年通過的《教育修正案第九條》（*Title IX of the Education Amendments of 1972*）明令禁止醫學院歧視女性，並大幅調升女性入學註冊人數。截至二〇〇七年，美國醫師有二十八．三%的比例是女性，到了二〇一九年已提高為三十六．三%。二〇一九年同年，女性首度以五十．五%的過半比例，成為醫學院學生的多數派。詳情請參見：Nilsson and Warren，*"The Fight for Women Doctors"*；以及Boyle，*"Nation's Physician Workforce Evolves"*。

74 這是針對男醫師和女醫師之間的多項差異，例如專科領域、每週工時及看診數量等，進行統計調整後得出的結果。任職於公立醫學院的學術醫師在薪資方面的性別差異，縱使是在考慮年齡、經驗、專科領域、教職等級，以及研究數量與病患照護生產力等多項因素之後，仍然呈現明顯的差距。總而言之，這個數字所說明的並不是對生活方式的選擇導致女性賺取的薪資較少；而是指從事相同的工作時，女性獲得的薪水比較低。

75 泛指駐診醫師或是負責兼顧門診及住院病患的內科醫師。

76 雖然有些再住院事件是可以預防的，並有可能是由於疏失所導致，然而多數情況是，無論患者在初次住院期間受到多麼完善的照顧，日後還是會再次住院。

77 在美國，醫師的薪資通常是以看診的病人數量來計算，這會形成經濟誘因，讓醫師希望盡可能看越多病人越好，從而減少與每位患者相處的時間。因此，女醫師花較多時間與病人相處，也是導致醫師的收入出現性別差異的原因之一。

78 我們所調查的患者住院期間是從二〇一一到二〇一五年之間；所以，為了確定醫師就讀醫學院當時的排名，我們採用的是二〇〇二年的《美國新聞》排名。學校的排名順序通常不會隨時間而有太大的變化，此處用意是要選擇接近大多數醫師仍在就學時的醫學院排名來作為依據。

79 通貨膨脹程度依二〇一二年的幣值進行調整。

80 臨終議題也曾經因為其他原因成為政治界的重要話題。在一九九〇年代，密西根州有一位名叫傑克·科沃基安（Jack Kevorkian）的醫師協助了數十名罹患重症的病患結束自己的生命。在一起案例中，科沃基安錄下他為一名罹患肌萎縮性脊髓側索硬化症（ALS）的患者注射致命性藥物的過程，並在《60分鐘》（*60 Minutes*）節目上向全國觀眾播放那支影片，意圖引起辯論；科沃基安後來因被判犯下殺人罪而遭到監禁（詳情請參見：CBS，"*60 Minutes Archives: An Interview with Dr. Jack*

Kevorkian”）。二〇〇九年，前共和黨副總統候選人莎拉・裴琳（Sarah Palin）指稱，時任美國總統歐巴馬所提出的醫療照護計畫中，有一項允許聯邦醫療保險支付醫師與患者討論臨終問題所產生的費用的條例，暗指政府設有「判死委員會」（death panel）。美國政府從未提議成立或實際成立這種小組，然而，民眾對於判死委員會的恐懼卻越演越烈，以至於歐巴馬總統在日後對此表態：「難道我競選公職或國會議員有一部分的目的就是為了這個，好讓某些人可以隨心所欲地給老奶奶拔管嗎？提出這樣的論點，本身就是不誠實的行為」，他在二〇〇九年這麼說。詳情請參見：Gonyea，*“From The Start, Obama Struggled with Fallout from a Kind of Fake News.”*

81 聯邦醫療保險數據雖然含有醫師的具體身分資訊可供研究使用，但不包含病患的具體身分資訊。

82 這些紀錄雖然是公開資訊，但要統整全部的紀錄卻是一項大工程。本研究的作者之一：波尼卡，設立了有關意識形態、政治金錢及選舉的數據庫（簡稱DIME數據庫），並將之設計的有利於研究使用。詳情請參見：Bonica，*“Database on Ideology, Money in Politics, and Elections.”*

83 由於染疫事例必須要經過診斷才會出現在保險理賠資料中，我們有可能只調查得到屬於中症或重症的新冠肺炎病例，即那些嚴重到不能不看醫生的情況。

84 關於羥氯奎寧，有一點值得注意的是，有些醫師所開立的是門診處方箋，而不是住院患者適用的醫囑。FDA對羥氯奎寧發布的緊急使用授權僅限於重症住院患者，這表示開立門診處方箋的行為不在FDA授權範圍之內。

85 這群研究人員也使用了二〇一八年的數據來作為「安慰劑」，與二〇一九年的數據進行比較，以確定二〇一九年真的可以用來代表非疫情期間的一般年分。而他們發現，二〇一八年和二〇一九年的死亡人數並不存在有意義的差別。

86 超額死亡可能包含由疫情所導致的任何死亡事件，包括可直接歸因於新冠肺炎的死亡，這很可能佔超額死亡的多數，以及由新冠肺炎間接造成的死亡（例如因為疫情相關壓力而引起心臟病發作，或是因為疫情使然而導致醫療延誤的情況）。

87 巴普與南加州大學經濟學家達納．戈德曼及塞斯．西伯里（Seth Seabury）在二〇一五年進行的一項研究發現，有接種HPV疫苗的青少女感染性傳染病的比率與未接種疫苗的同齡青少女無異，表示接種疫苗並未助長不安全的性行為活動。詳情請參見：Jena, Goldman, and Seabury, "*Incidence of Sexually Transmitted Infections After Human Papillomavirus Vaccination Among Adolescent Females.*"

88 一名器官捐贈者可以將多個重要器官分贈給多名受贈者，不過前提是每個器官的健康狀態都必須要好到能夠進行移植才行。一名捐贈者有可能捐出兩顆腎臟、一個肝臟（可以分贈給兩位患者）、一個心臟，以及兩個肺臟。其他器官，例如胰臟和小腸，也可以進行移植，其他身體組織亦可捐贈供醫學用途使用。

（本書注釋、參考文獻請掃描QR code，或直接輸入網址reurl.cc/3exQWO閱讀）

國家圖書館出版品預行編目（CIP）資料

為什麼夏天出生的孩子更容易得流感？：揭露隱藏在健康問題背後、各種千奇百怪的關鍵因素 / 阿努帕姆．耶拿（Anupam Jena）、克里斯多弗．沃舍姆（Christopher Worsham）著；林敬蓉、石一久譯 . -- 初版 . -- 臺北市：商周出版：英屬蓋曼群島商家庭傳媒股份有限公司城邦分公司發行 , 民 112.10
面； 公分 . --（BO0348）
譯自：Random Acts of Medicine
ISBN 978-626-318-888-4（平裝）

1. CST: 醫療社會學 2.CST: 實驗研究 3.CST: 統計分析

410.15 112016464

BO0348

為什麼夏天出生的孩子更容易得流感？

揭露隱藏在健康問題背後、各種千奇百怪的關鍵因素

原 文 書 名／Random Acts of Medicine
作　　　者／阿努帕姆・耶拿（Anupam Jena）、克里斯多弗・沃舍姆（Christopher Worsham）
譯　　　者／林敬蓉、石一久
企 劃 選 書／陳冠豪
責 任 編 輯／陳冠豪
版　　　權／吳亭儀、林易萱、江欣瑜、顏慧儀
行 銷 業 務／周佑潔、華華、賴正祐、吳藝佳

總　編　輯／陳美靜
總　經　理／彭之琬
事業群總經理／黃淑貞
發　行　人／何飛鵬
法 律 顧 問／台英國際商務法律事務所
出　　　版／商周出版　台北市中山區民生東路二段 141 號 9 樓
電話：(02)2500-7008　傳真：(02)2500-7759
E-mail：bwp.service@cite.com.tw
Blog：http://bwp25007008.pixnet.net/blog
發　　　行／英屬蓋曼群島商家庭傳媒股份有限公司城邦分公司
台北市中山區民生東路二段 141 號 2 樓
書虫客服服務專線：(02)2500-7718・(02)2500-7719
24 小時傳真服務：(02)2500-1990・(02)2500-1991
服務時間：週一至週五 09:30-12:00・13:30-17L00
郵撥帳號：19863813　戶名：書虫股份有限公司
讀者服務信箱：service@readingclub.com.tw
歡迎光臨城邦讀書花園　網址：www.cite.com.tw
香 港 發 行 所／城邦（香港）出版集團有限公司
香港灣仔駱克道 193 號東超商業中心 1 樓
電話：(825)2508-6231　傳真：(852)2578-9337
E-mail：hkcite@biznetvigator.com
馬 新 發 行 所／城邦（馬新）出版集團【Cite (M) Sdn. Bhd.】
41, Jalan Radin Anum, Bandar Baru Sri Petaling,
57000 Kuala Lumpur, Malaysia.
電話：(603)9056-3833　傳真：(603)9057-6622　E-mail: services@cite.my

封 面 設 計／FE 設計　　內文設計排版／林婕瀅
印　　　刷／韋懋實業有限公司
經　銷　商／聯合發行股份有限公司　電話：(02)2917-8022　傳真：(02) 2911-0053
地址：新北市新店區寶橋路 235 巷 6 弄 6 號 2 樓

■ 2023 年（民 112 年）11 月初版

定價／ 470 元（紙本）　320 元（EPUB）
ISBN：978-626-318-888-4（紙本）
ISBN：978-626-318-892-1（EPUB）